Découverte & Initiation

RÉFLEXOLOGIE

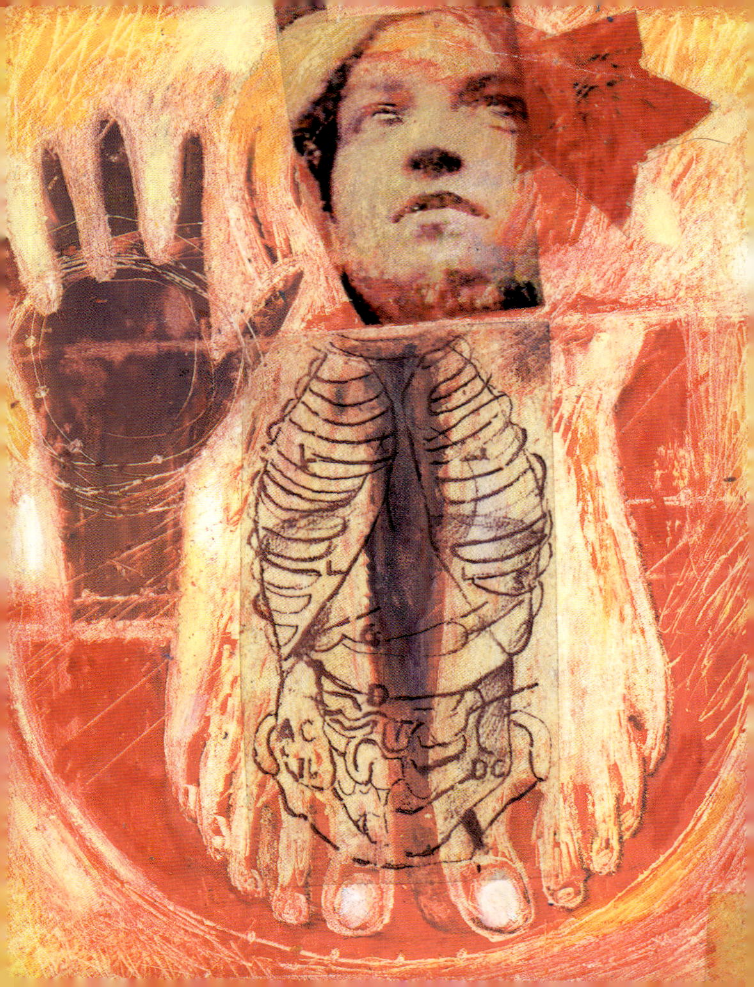
AC
IL
DC

Découverte & Initiation

RÉFLEXOLOGIE

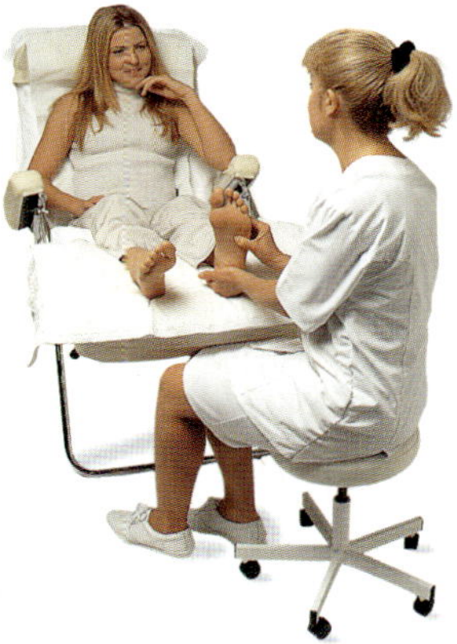

CHRIS MCLAUGHLIN
ET NICOLA HALL

evergreen

EVERGREEN is an imprint of TASCHEN GmbH

Hohenzollernring 53, D-50672 Köln
www.taschen.com

Ce livre a été conçu, réalisé et produit par
THE IVY PRESS LIMITED,
The Old Candlemakers, Lewes, East Sussex BN7 2NZ
Directeur artistique *Peter Bridgewater*
Directrice d'édition *Sophie Collins*
Maquettistes *Kevin Knight, Siân Keogh*
Editeurs *Sara Harper, Mandy Greenfield, Rowan Davies*
Documentaliste *Liz Eddison*
Photographie *David Jordan*
Organisation photographique *Kay MacMullan, Siân Keogh*
Illustrations *Mike Courtney, Ivan Hissey, Anna Hunter-Downing, Lesley Ann Hutchings, Andrew Milne, Sarah Young*
Modèles 3-D *Mark Jamieson*

Réalisation de l'édition française :
akapit Verlagsservice Berlin – Saarbrücken (www.akapit.de)
Traduit de l'anglais par : *Emmanuel Decouard (akapit Verlagsservice)*

Printed in China
ISBN 3-8228-2487-9

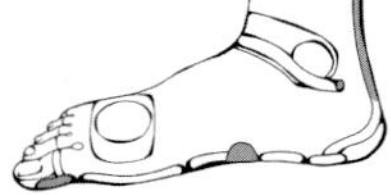

Les conseils et les méthodes présentés dans ce livre ont fait l'objet de la plus grande attention de la part de l'auteur et de l'éditeur. Néanmoins, ni l'auteur, ni l'éditeur ne peuvent être tenus responsables des conséquences de leur mise en œuvre.

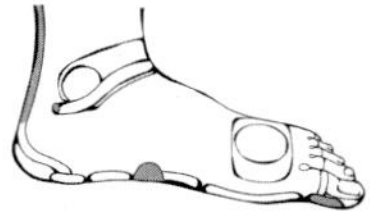

SOMMAIRE

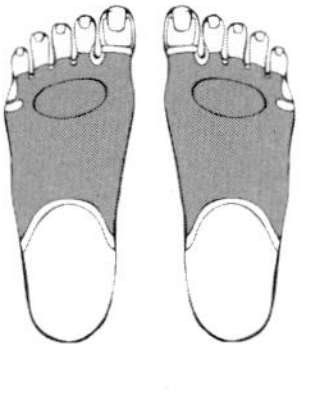

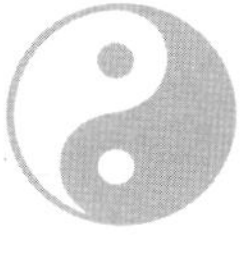

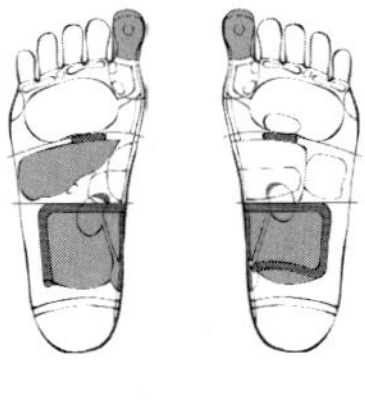

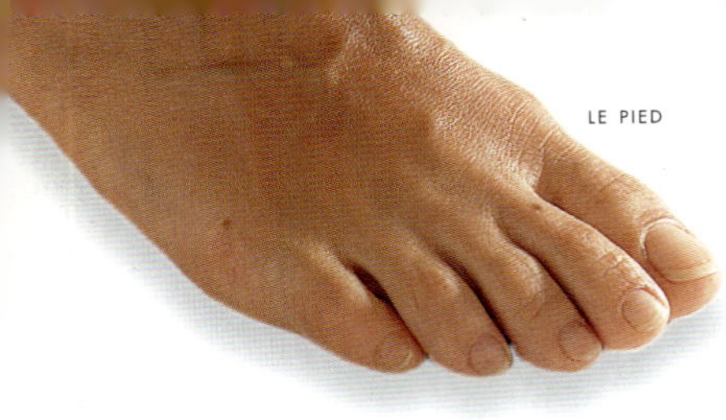

COMMENT UTILISER CE LIVRE

Dans un souci pratique, cet ouvrage est divisé en plusieurs sections. Tout d'abord, les principes de la réflexologie sont exposés (avec planches du pied et de la main). Ensuite, et en rentrant dans les détails, les bases d'une séance de traitement sont présentées. Suivent alors différentes sections décrivant la manière de travailler sur tous les points réflexes de la main et des pieds. La cinquième section, « guérir », forme le cœur de ce livre et traite de la manière d'aborder les points réflexes spécifiques. Enfin, la dernière section évoque les cas particuliers que sont les bébés, les enfants, les femmes enceintes ou les personnes âgées.

Avertissement

En cas de fièvre élevée, thrombose, phlébite, grossesse à risque ou ostéoporose aggravée, ne pas pratiquer la réflexologie. Afin d'éviter tous risques d'incompatibilité avec les médicaments ou les traitements qui vous sont prescrits, veuillez informer votre médecin traitant.

Pour tous problèmes sérieux, ne pas substituer la réflexologie au traitement médical que vous suivez.

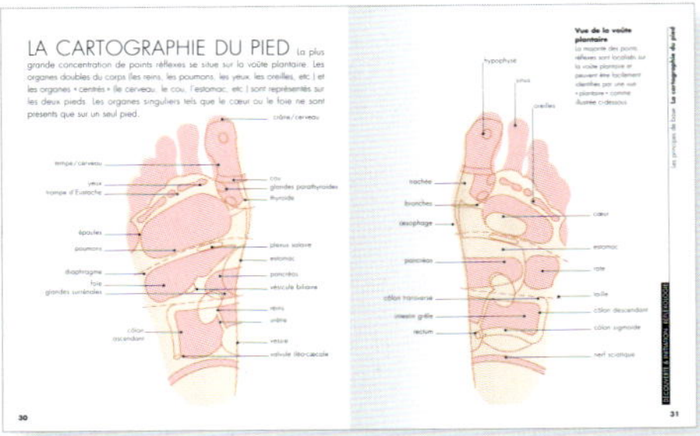

LA CARTOGRAPHIE DU PIED La plus grande concentration de points réflexes se situe sur la voûte plantaire. Les organes doubles du corps (les reins, les poumons, les yeux, les oreilles, etc.) et les organes « centrés » (le cerveau, le cou, l'estomac, etc.) sont représentés sur les deux pieds. Les organes singuliers tels que le cœur ou le foie ne sont présents que sur un seul pied.

30

Vue de la voûte plantaire
La majorité des points réflexes sont localisés sur la voûte plantaire et peuvent être facilement identifiés par une vue « plantaire » comme illustrée ci-dessous.

Les principes de base **La cartographie du pied**

DÉCOUVERTE & INITIATION RÉFLEXOLOGIE

31

Les principes

Cette section décrit l'horizon de la réflexologie et présente des planches de la main et du pied.

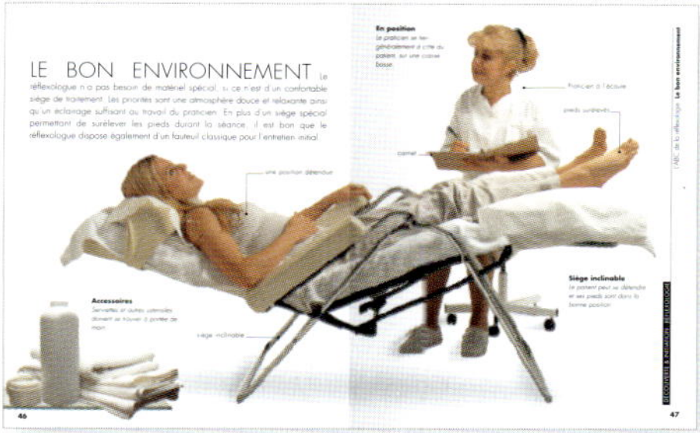

Les bases

Cette section explique le déroulement d'une séance de réflexologie.

Les soins du pied

Afin d'aider à leur identification, les différentes zones réflexes sont successivement illustrées par des photographies et des diagrammes.

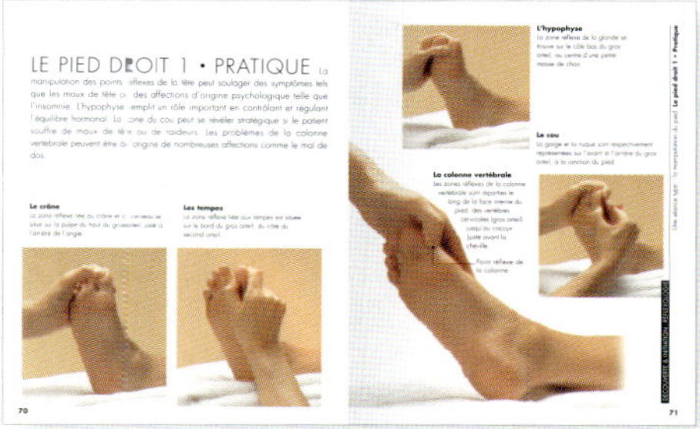

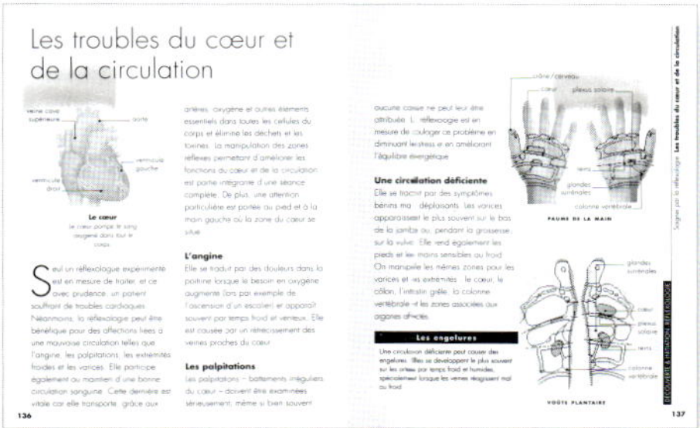

Guérir

Dans cette section, les zones réflexes spécifiques sont décrites en détails, du double point de vue théorique et pratique.

Introduction

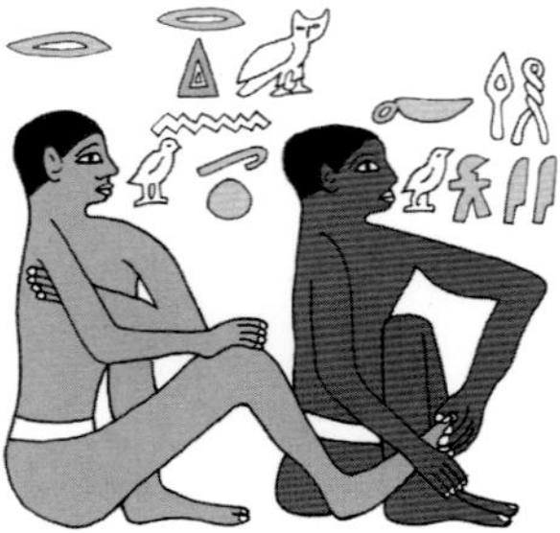

Soin du pied en Egypte
Une peinture tombale illustre une pratique similaire à la réflexologie.

La réflexologie est une thérapie complémentaire qui utilise le principe de la pression sur la main et le pied afin de traiter un grand nombre de pathologies et de promouvoir le bien-être et la santé. Les pieds et les mains y sont considérés comme miroirs du corps; ainsi, une pression exercée sur un point spécifique (réflexe) correspondra à une zone spécifique du corps. La réflexologie est une méthode globale et, plutôt que de traiter le patient comme une série de symptômes, elle le considère comme un individu.

Histoire

Au sein de nombreuses sociétés anciennes, du Japon à l'Egypte, des guérisseurs ont utilisés diverses formes de massage des pieds. Certains Indiens d'Amérique ont employé des méthodes similaires des siècles durant. Au début du 20e siècle, le docteur William Fitzgerald, un oto-rhino-laryngologiste américain, a développé une méthode de « thérapie de zone », en partie dérivée de textes européens. Cette méthode a été reprise par Eunice Ingham qui identifia puis cartographia les zones réflexes, participant au succès de ce qu'elle baptisa la « réflexologie ». Dans les années 60, Doreen Bayly, l'une des étudiantes d'Eunice Ingham, introduisit en Grande–Bretagne la réflexologie qui s'est ensuite répandue en Europe.

Cette forme efficace et sûre de thérapie est de plus en plus acceptée et bénéficie d'une reconnaissance toujours plus grande auprès de la communauté médicale classique et de nombreux patients apprécient ses bienfaits.

Les principes clés

En exerçant un certain degré de pression sur des points réflexes du pied et de la main, le thérapeute est en mesure d'identifier et de traiter des problèmes au niveau du corps entier. Précisément définie, chaque zone réflexe est reliée au corps par une série de zones longitudinales et transversales. Les zones longitudinales traversent à la fois les bras et les jambes, ce qui signifie que le corps est composé de surfaces liées les unes aux autres : épaule/hanche, coude/genoux, main/pied. Ces correspondances peuvent être utilisées si la zone concernée, à cause d'une blessure par exemple, ne peut pas être directement traitée. Si, en réflexologie, les pressions ne sont pas douloureuses, le patient n'en ressent pas moins de nombreuses sensations. Le thérapeute utilise ces dernières pour identifier les problèmes.

LES PRINCIPES DE BASE

Du bout des doigts et du pouce, le réflexologue exerce sur les points réflexes du pied ou de la main une pression ferme et mesurée qui lui permet d'évaluer l'état de santé du patient. Chaque zone réflexe est reliée à l'ensemble du corps par une série de zones définies avec le plus grand soin. Chaque organe, chaque glande, tout caractère physiologique correspond à un point réflexe que le thérapeute peut explorer pour juger de l'état de santé de la région concernée et, le cas échéant, la traiter. Le traitement du corps entier par l'intermédiaire du pied permet de corriger les déséquilibres systémiques et fait partie d'une séance de réflexologie complète.

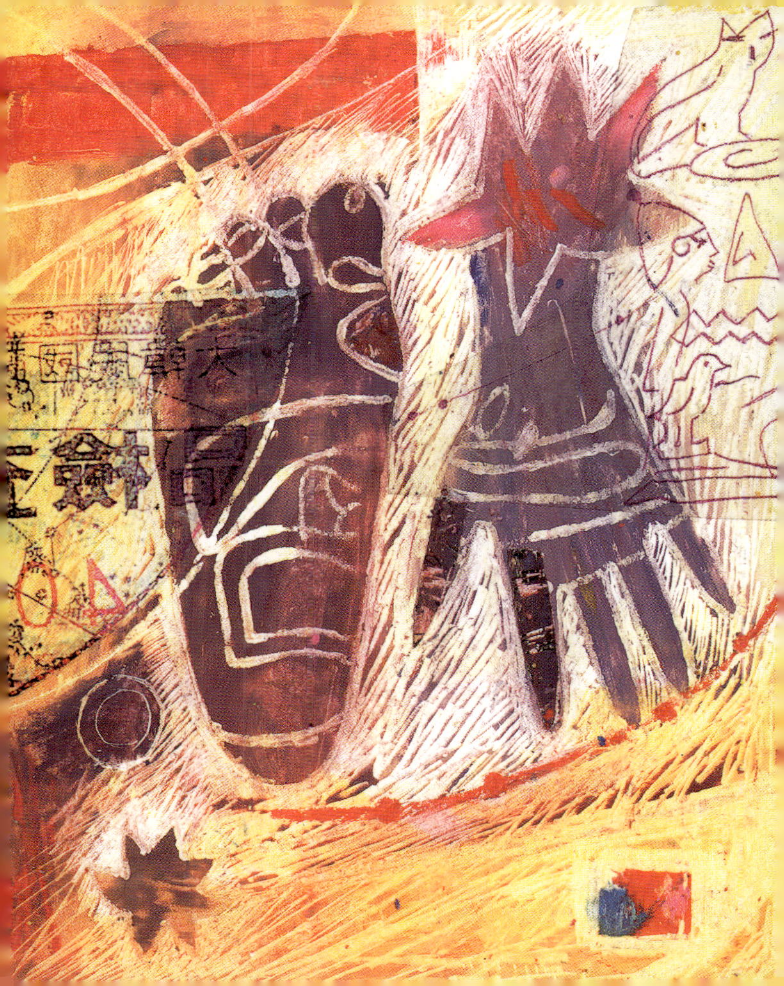

L'efficacité de la réflexologie

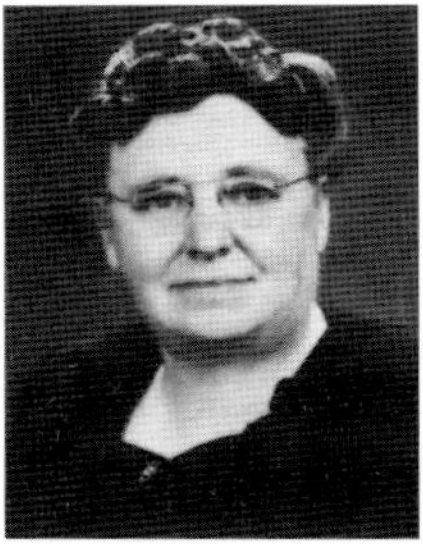

Eunice Ingham
Dans les années 1930, E. Ingham développa la réflexologie moderne.

Certains détracteurs des traitements thérapeutiques complémentaires affirment que leur efficacité, contrairement aux médications classiques, ne peut pas être prouvée en l'absence de protocoles cliniques en double aveugle. Pourtant, de nombreux traitements allopathiques n'ont jamais subi de tels tests et de nombreux docteurs ne peuvent précisément dire pourquoi et comment ces derniers fonctionnent. Par ailleurs, les patients éprouvent souvent une amélioration de leur état de santé consécutive à l'effet placebo : bien que le médicament administré ne contienne aucune substance active, les patients, en anticipant une réaction bénéfique, connaissent finalement une réelle rémission de leurs troubles.

Les protocoles cliniques

Les protocoles cliniques, en raison même de la manière dont ils sont mis en œuvre, sont pratiquement inapplicables aux thérapies complémentaires. Dans un test en double aveugle, ni le patient, ni le médecin ne connaissent la nature du médicament administré, actif ou placebo. Les patients sont sélectionnés sur la base de leur état de santé et de leur mode de vie (régime alimentaire, tabagisme, etc.) et chacun d'entre eux est alors traité d'une manière similaire. Les résultats du tests sont ensuite comparés avec ceux d'un autre groupe de patients recevant un traitement différent.

Cette méthode ne se prête guère aux thérapies complémentaires. En effet, il n'est pas envisageable de pratiquer la réflexologie de telle sorte que le thérapeute et le patient ignorent si le traitement procuré est réel ou non ! De même, le recours à l'effet placebo est impossible. Plus encore, la réflexologie, à l'instar de la majorité des thérapies complémentaires, s'attache à traiter l'individu dans sa spécificité et ne peut donc être pratiquée en masse.

Les réactions au traitement

L'efficacité de la réflexologie se juge différemment et s'évalue conformément à l'observation des réactions du patient. Trois quarts des thérapeutes membres de la *British Reflexology Association* (BRA) estiment ainsi, dans une enquête, que la condition de leurs patients s'améliore à la suite d'un traitement. Le stress, le mal de dos et les sciatiques sont les problèmes les plus courants d'une clientèle majoritairement féminine. Pour la BRA, il s'agit maintenant de conduire des études complémentaires dans le but de définir et mesurer précisément les résultats des traitements.

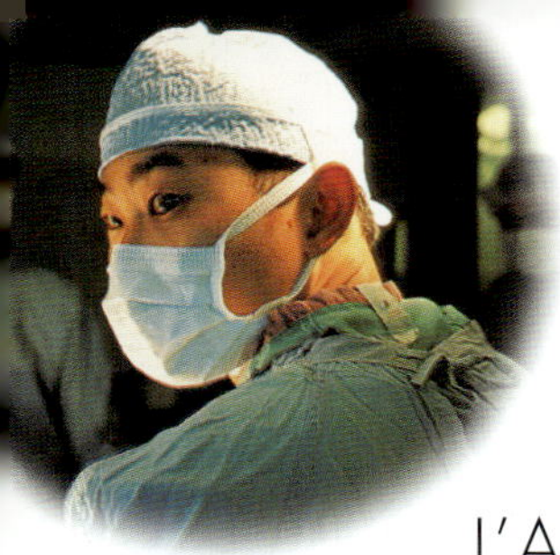

Traitements hospitaliers
La réflexologie, accompagnée de traitements conventionnels, est maintenant dispensée dans les centres hospitaliers.

L'APPROCHE CLASSIQUE

L'hostilité traditionnelle des médecins classiques face à la réflexologie n'est plus aussi monolithique qu'elle le fut. De plus en plus de docteurs et d'infirmières s'ouvrent à cette méthode et considèrent que, à condition que les patients maintiennent leur traitement conventionnel, la réflexologie ne peut faire de mal et aurait même des effets psychologiques bénéfiques. Une minorité croissante de personnels qualifiés va même jusqu'à encourager les séances de réflexologie et favorise son introduction en milieu hospitalier.

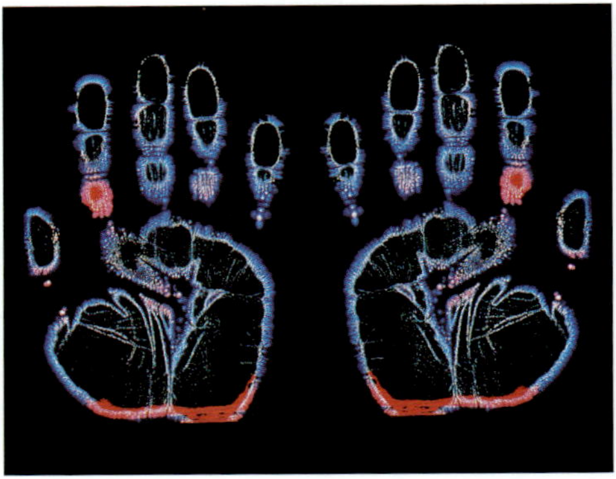

Photo de Kirlian
Cette technique spéciale permet de souligner les échanges d'énergie entre les zones réflexes

Le système nerveux

Le cerveau contrôle un système nerveux complexe.

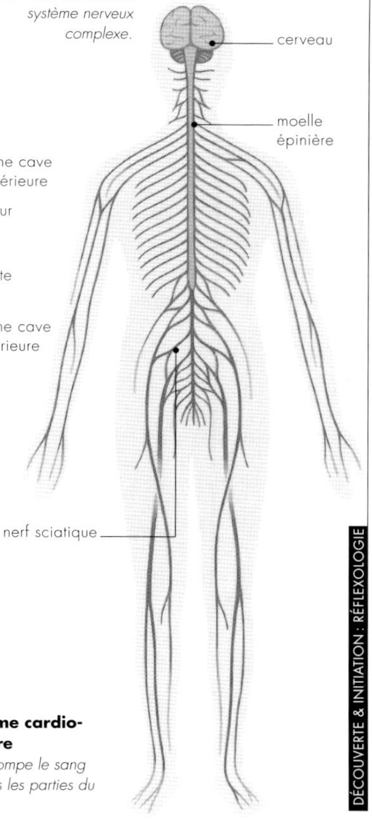

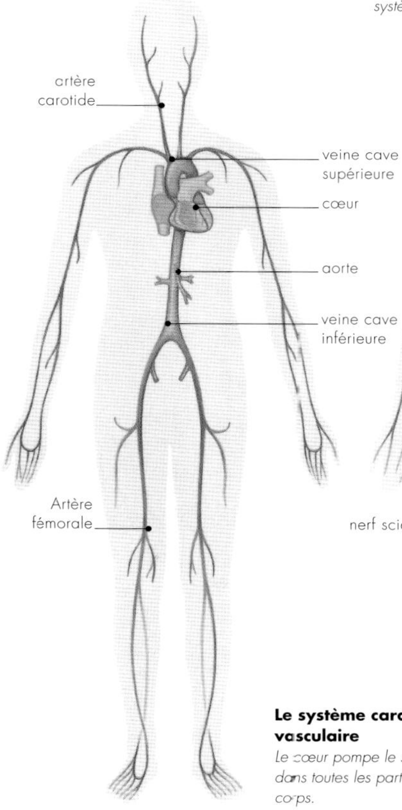

Le système cardio-vasculaire

Le cœur pompe le sang dans toutes les parties du corps.

La réflexologie et les zones longitudinales

Le docteur William Fitzgerald, le pionnier de la réflexologie moderne, a identifié dix « zones énergétiques » qui parcourent verticalement le corps, des doigts de pied au crâne. Cinq de ces zones se répartissent de chaque côté de la colonne vertébrale et aboutissent dans la main et le pied. La zone 1 part du gros orteil, parcourt l'intérieur du corps et, à partir du pouce, remonte l'intérieur du bras pour se terminer dans la tête. La zone 2 commence avec le second orteil et l'index, et les trois autres zones suivent le même schéma, parcourant le corps des doigts aux orteils. Le corps est ainsi divisé en dix « tranches » verticales qui s'élargissent et se rétrécissent en suivant les contours des membres.

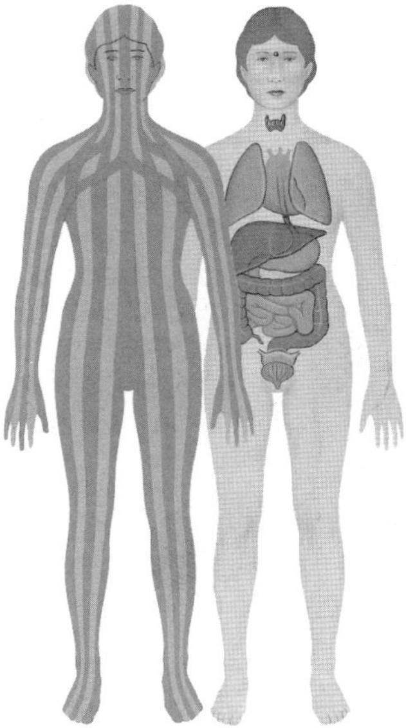

Les zones longitudinales
Chaque partie du corps est liée à une ou plusieurs zones énergétiques.

Le flux d'énergie

Les réflexologues utilisent ces zones pour accéder au « flux d'énergie » qui traverse tous les organes corporels. Si le flux d'énergie est bloqué ou déséquilibré, la zone et l'organe concernés s'en trouvent affectés.

Les réflexologues travaillent sur différents points situés sur les nombreuses zones du pied et de la main pour traiter les problèmes ayant leurs origines dans la zone correspondante. Par exemple, un réflexologue se concentrera sur la zone 1 pour traiter les problèmes touchant la colonne vertébrale, le cou, le nez et la gorge.

Les méridiens

Certains praticiens ont associé ces dix zones aux douze méridiens des thérapies orientales traditionnelles comme l'acupuncture et le shiatsu. Dans ces disciplines, pour autant, tous les points associés aux méridiens sont utilisés, et pas seulement ceux des pieds et des mains.

CARTES DES ZONES LONGITUDINALES

Ces zones sont représentées comme montant des pieds vers la tête et descendant de la tête aux mains. Chaque zone parcourt un segment du corps, de l'avant vers l'arrière, et s'élargit ou se rétrécit conformément aux contours du corps. Une séance de réflexologie comprend normalement un traitement global du corps à partir des pieds et des mains. Par ailleurs, des efforts particuliers peuvent être concentrés sur les points réflexes correspondant à la ligne de la zone où les symptômes trouvent leur origine.

Les pieds et les mains
Les dix zones longitudinales sont présentes sur les pieds et les mains. Cinq zones sont à droite, cinq autres à gauche.

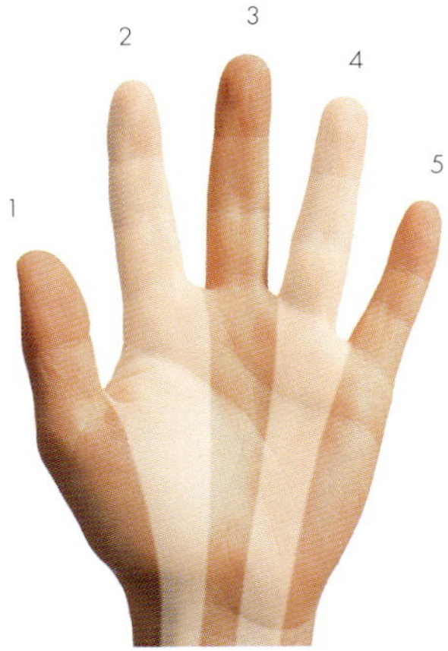

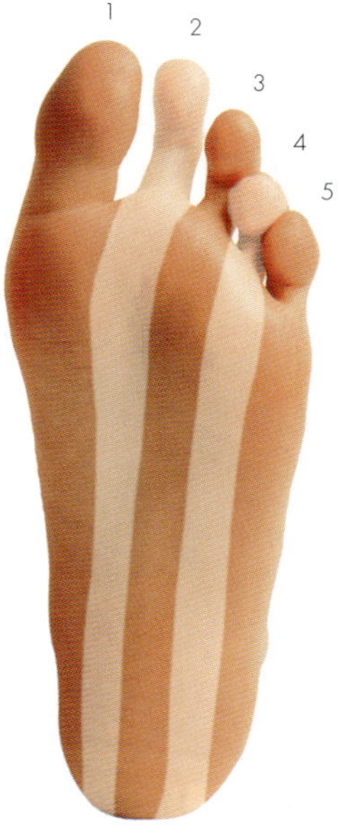

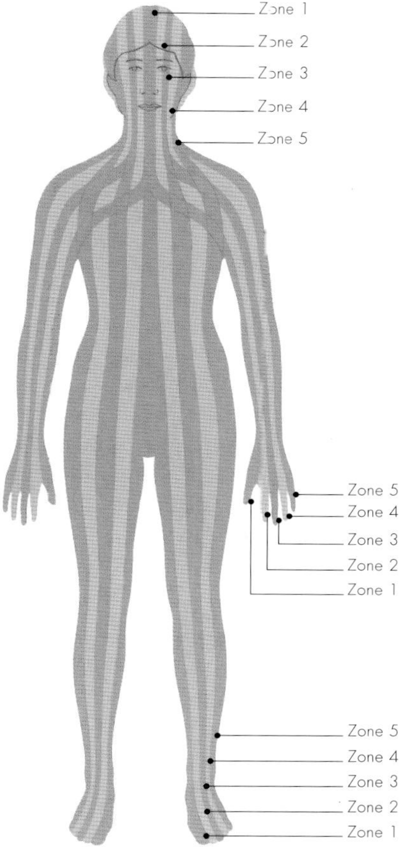

Les zones longitudinales

Ces zones parcourent le corps entier, des pieds à la tête, et s'étendent des bras aux doigts. Cinq zones égales se répartissent de chaque côté d'une ligne imaginaire divisant le corps en son milieu.

Les zones transversales du pied et de la main

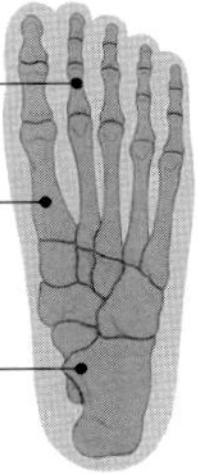

Les os du pied
La structure complexe du pied le rend extrêmement polyvalent.

Afin de repérer plus précisément les zones des pieds et des mains devant être traitées, un système de zones transversales a été défini en complément des dix zones longitudinales. Ces zones transversales se trouvent entre les lignes coupant horizontalement les pieds et les mains et facilitent la mise en relation de parties du corps avec les zones réflexes appropriées. La localisation exacte de ces lignes est susceptible de varier légèrement d'une personne à l'autre et ce, conformément aux proportions uniques de chaque individu. Par exemple, une personne dotée d'un tronc allongé aura, transposé au niveau du pied, une ligne de taille plus proche des talons que dans le cas d'une personne disposant d'un tronc court.

C'est Hanne Marquardt, une réflexologue pratiquant en Allemagne qui, la première, a défini ces critères mettant en relief la nette corrélation qui unit les sections horizontales des pieds et des mains au reste du corps. Deux des trois lignes divisant le pied et la main correspondent au point de jonction entre deux groupes d'os. La troisième est une ligne notionnelle passant entre les os de la cheville.

Les zones du pied

La première ligne est dénommée ceinture des épaules et suit la jonction entre les phalanges (les os des orteils) et les métatarses qui débutent à la base des orteils. La deuxième ligne est la ligne de taille. Elle se situe environ à la moitié de la longueur du pied, là où les métatarse et les tarses se joignent. La troisième ligne, ligne pelvienne, croise le talon entre les deux os de la cheville.

Les zones de la main

La structure osseuse de la main ne se prête pas si facilement à une division transversale. Certains praticiens se réfèrent pourtant à des lignes hypothétiques de la main correspondant à celles du pied. La main étant plus petite que le pied, les surfaces comprises entre les zones transversales sont donc plus petites.

Variations

La localisation des zones transversales varie en fonction de la corpulence de la personne. Pour une personne avec un long tronc, la ligne de taille est plus proche des talons; pour une personne avec un petit tronc, elle est plus éloignée.

CARTES DES TRANSVERSALES

En voyant une illustration de la division du pied en zones longitudinales et horizontales, vous vous rendez automatiquement compte de la manière dont la forme et la structure du corps sont reflétées par le pied. Il existe également une certaine symétrie entre la taille du pied et celle de son propriétaire. Ainsi, les très grandes personnes ont en général des pieds plus longs que la moyenne.

Les mains

Certains réflexologues visualisent des lignes « notionnelles » sur les mains.

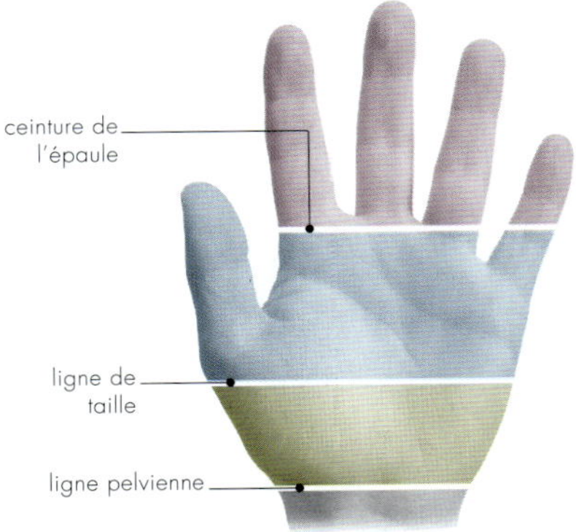

Les pieds

Trois lignes divisent le pied en zones distinctes.

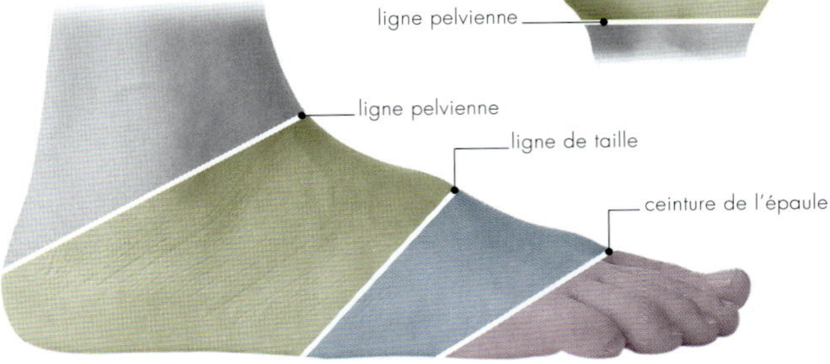

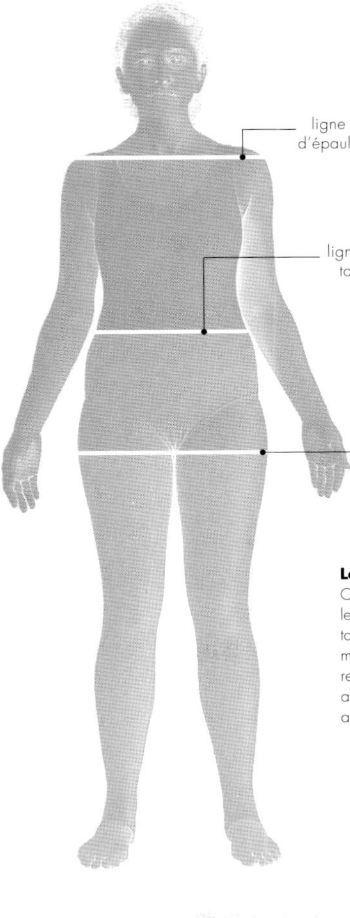
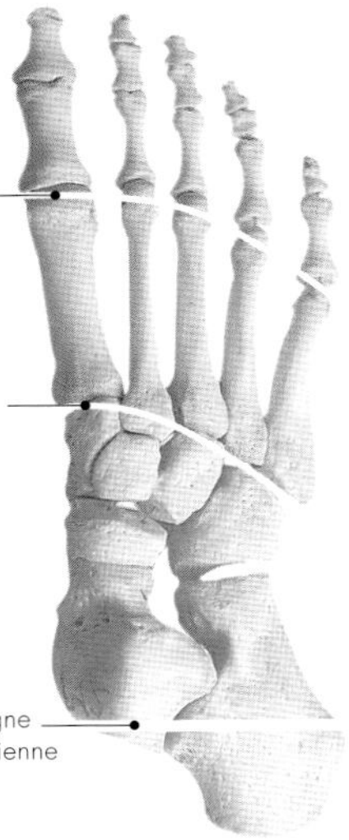

Les zones horizontales

Ces zones se trouvent entre les lignes traversant horizontalement les pieds et les mains, et facilitent la mise er relation des parties du corps avec les zones réflexes appropriées.

Les effets d'un blocage énergétique

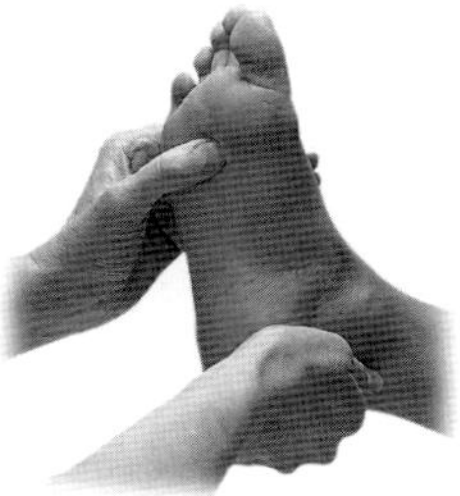

Les dépôts cristallins
Le réflexologue va traiter les déséquilibres indiqués par un aspect « graveleux ».

Le traitement réflexologique se base sur l'idée que le corps dispose d'une forme naturelle d'énergie. Quand cette énergie coule aisément et librement, elle participe au maintien de la santé et favorise la guérison. Chez une personne saine, cette énergie trouve son propre équilibre afin de répondre, à chaque moment, aux besoins de l'individu. Malheureusement, cet état idéal se dérègle facilement, laissant ainsi le champ libre à de nombreux symptômes et à un manque généralisé de bien-être. Les facteurs influençant négativement le flot énergétique relèvent de divers aspects de notre mode de vie moderne.

L'approche orthodoxe

Lorsque frappe la maladie, le premier recours consiste bien souvent à se rendre à la pharmacie et à suivre une médication prescrite par le docteur. Bien que ces traitements soulagent les symptômes, ils ne s'attaquent pas aux causes premières du malaise.

Une approche globale

En revanche, le réflexologue traite, non seulement les symptômes, mais la personne dans sa globalité. De la sorte, son traitement prend en compte tous les facteurs pouvant influencer négativement le patient. Le réflexologue évalue l'état de santé général de son patient à l'aide d'un entretien personnalisé et des informations collectées au contact de zones réflexes.

Les dépôts cristallins

Lorsqu'une zone est sensible à la pression ou lorsque le praticien sent sous la peau un aspect granuleux (comme si des cristaux s'y étaient déposés), cela révèle des déséquilibres qui peuvent ensuite être traités. Plus l'aspect granuleux est marqué, plus le déséquilibre est prononcé.

Le réflexologue va tenter de briser ces accumulations granuleuses afin de restaurer le flux énergétique et d'améliorer la circulation sanguine qui, à son tour, éliminera ces « toxines ».Un réflexologue expérimenté est capable d'identifier de très subtils déséquilibres et prépare son traitement en conséquence.

Mode de vie

De nombreux facteurs incluant le stress, la pollution, un mauvais régime alimentaire ou encore le manque d'exercice ont un effet négatif sur l'état énergétique naturel.

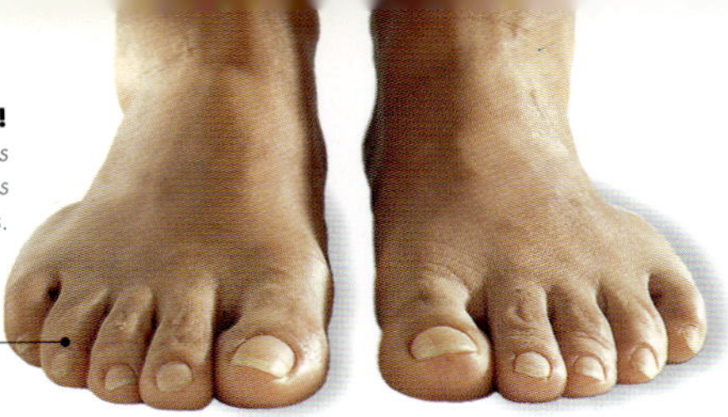

Sous pression !
Tout au long de la journée, nos pieds font l'objet de diverses agressions.

MAINS ET PIEDS: LES FONCTIONS

À moins qu'ils ne nous gênent, nous ne pensons guère à nos mains et à nos pieds. Pourtant, des pieds sains sont robustes et flexibles; ils absorbent parfaitement les chocs et nos orteils nous maintiennent en équilibre dans diverse situations. Quant à nos mains, elles peuvent s'adapter à une multitude de tâches, de la préhension d'objets lourds aux plus subtils mouvements.

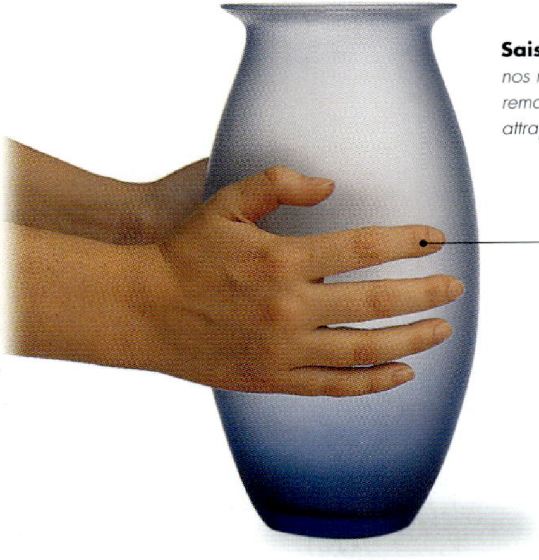

Saisir
nos mains sont de remarquables outils pour attraper et saisir.

Garder son équilibre

Même si notre poids n'est pas réparti uniformément, nos pieds sont en mesure de supporter l'ensemble du corps.

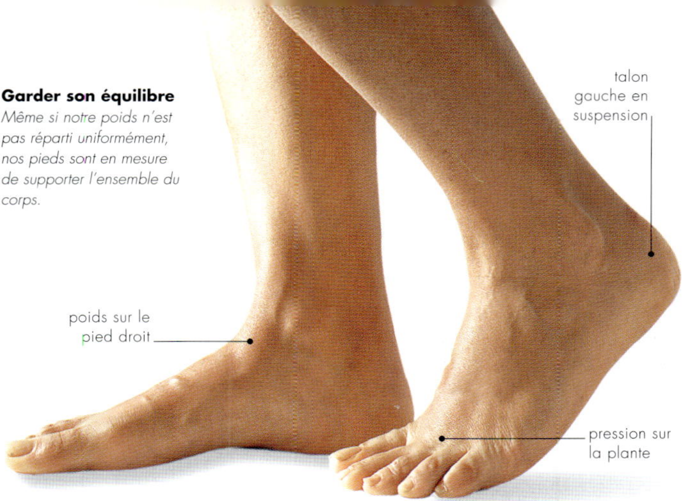

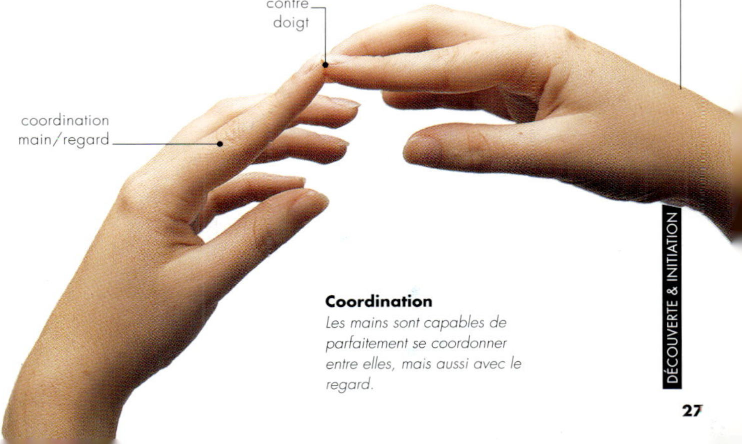

Coordination

Les mains sont capables de parfaitement se coordonner entre elles, mais aussi avec le regard.

L'anatomie du pied et de la main

Les mains et les pieds ont une structure osseuse similaire. Le pied est composé de 26 os , la main de 27. Cet ensemble osseux représente la moitié des os de notre corps. Au cours de l'évolution, du singe à l'homme, les fonctions des pieds et des mains se sont différenciées de telle sorte que nous ne pouvons que difficilement marcher sur nos mains ou soulever des charges avec nos pieds.

Les pieds

Les orteils sont composés de 14 os (deux dans le gros orteils et trois dans les autres) dénommés phalanges. Ces phalanges sont liées par des ligaments à des os longs qui s'étendent jusqu'aux talons, les métatarses. Les 7 derniers sont collectivement dénommés tarses. Trois os cunéiformes situés au milieu du pied et qui sont connectés aux os cuboïdes et scaphoïdes localisés devant

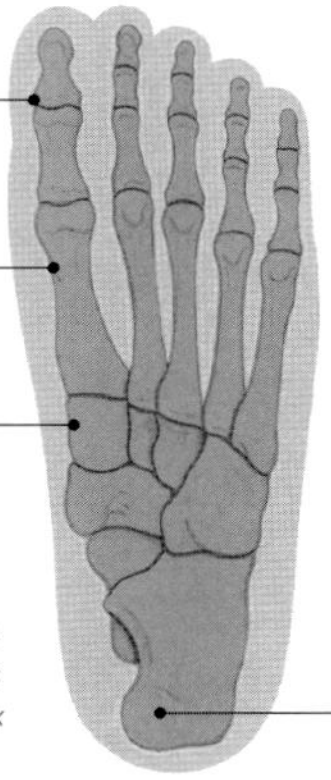

Les pieds

Afin de supporter notre poids, les os des orteils sont plus plats que ceux des doigts.

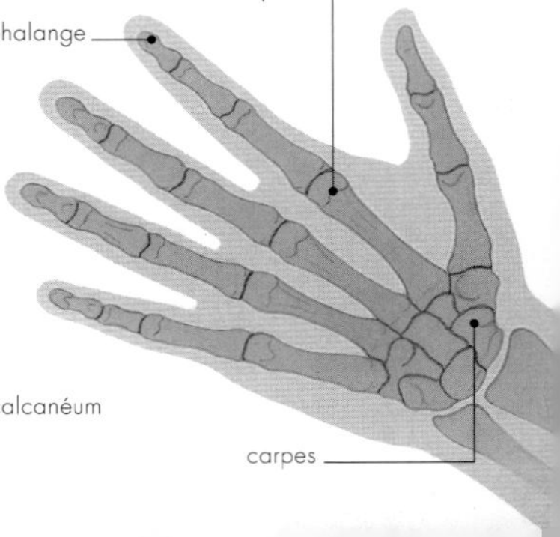

Les mains

Les articulations et les muscles permettent aux os de la main de se mouvoir avec efficacité.

le talon assurent soutien et stabilité. L'os du talon est le calcanéum. Il est complété par la structure externe de la cheville, l'astragale.

Un réseau de 60 à 70 ligaments et d'environ 40 muscles confèrent force et mobilitité à cette structure osseuse. Les zones potentiellement vulnérables, telles que la plante, sont recouvertes de plusieurs couches de graisse dont le rôle est d'amortir les chocs dus à la marche, à la course ou aux sauts.

Les mains

La structure osseuse de la main est très similaire à celle du pied. Chaque main est constituée de 27 os : 14 sont localisés dans les doigts, 5 dans la paume et 8 dans le poignet. Des articulations relient chacun de ces os entre eux et permettent ainsi d'accomplir une multitude de gestes tout aussi complexes que délicats.

LA CARTOGRAPHIE DU PIED

La plus grande concentration de points réflexes se situe sur la voûte plantaire. Les organes doubles du corps (les reins, les poumons, les yeux, les oreilles, etc.) et les organes « centrés » (le cerveau, le cou, l'estomac, etc.) sont représentés sur les deux pieds. Les organes singuliers tels que le cœur ou le foie ne sont présents que sur un seul pied.

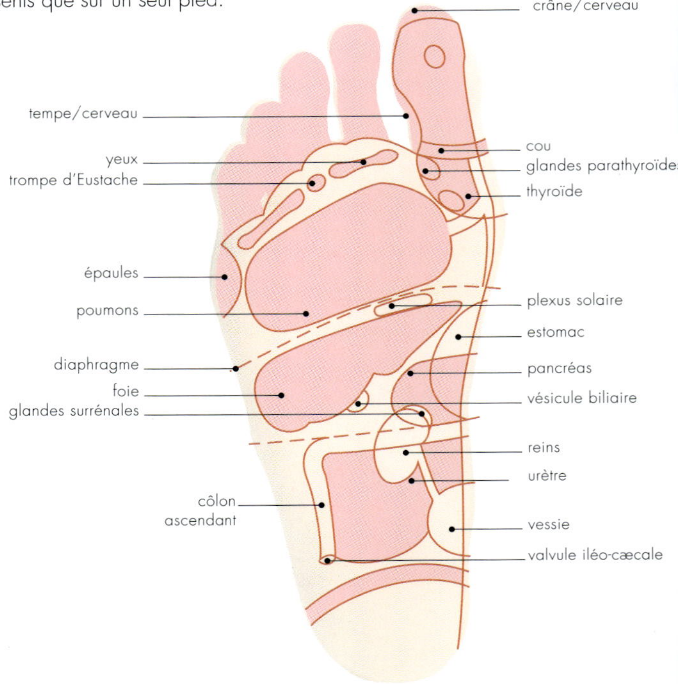

Vue de la voûte plantaire

La majorité des points réflexes sont localisés sur la voûte plantaire et peuvent être facilement identifiés par une vue « plantaire » comme illustrée ci-dessous.

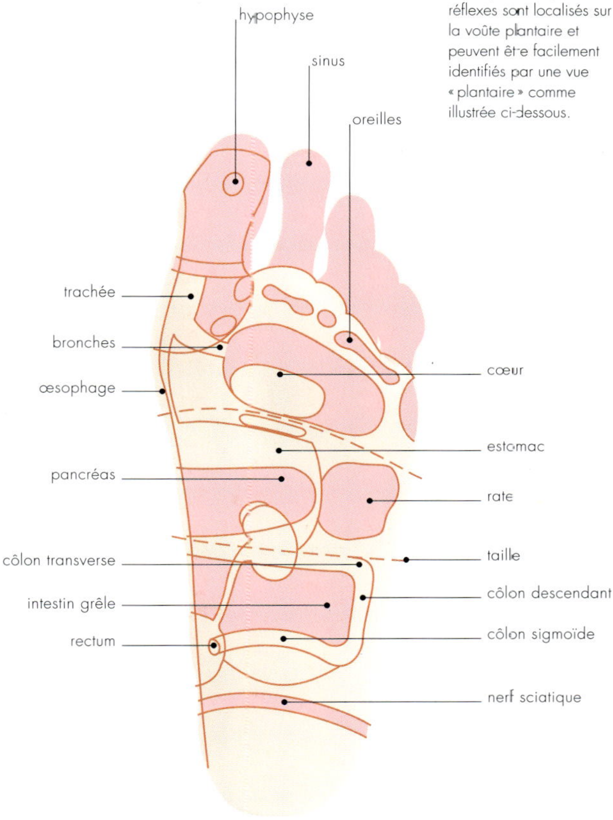

Les points réflexes du pied

La cartographie des zones réflexes du pied se décompose en quatre vues. la voûte plantaire (vue plantaire), le dessus (vue dorsale), l'intérieur (vue médiane) et l'extérieur (vue latérale). Etant donné que la forme du pied reflète celle de la partie supérieure du corps, les zones réflexes suivent cette répartition. En d'autres termes, la zone réflexe de la tête est sur le gros orteil, celle du coccyx sur le bas du talon.

Ces zones réflexes sont très précisément définies et certaines sont relativement petites. Le praticien doit donc agir avec le plus grand soin lorsqu'il les traite.

VUE DORSALE

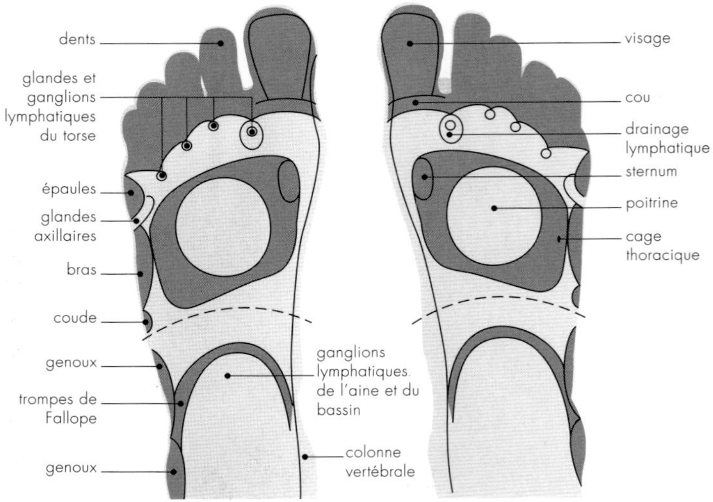

PIED EXTÉRIEUR GAUCHE

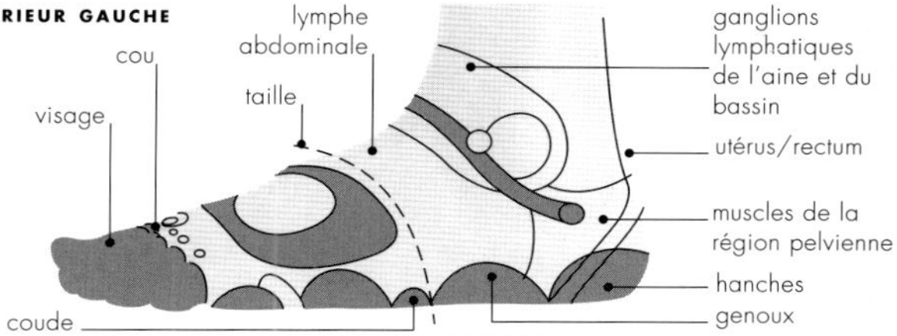

PIED INTÉRIEUR DROIT

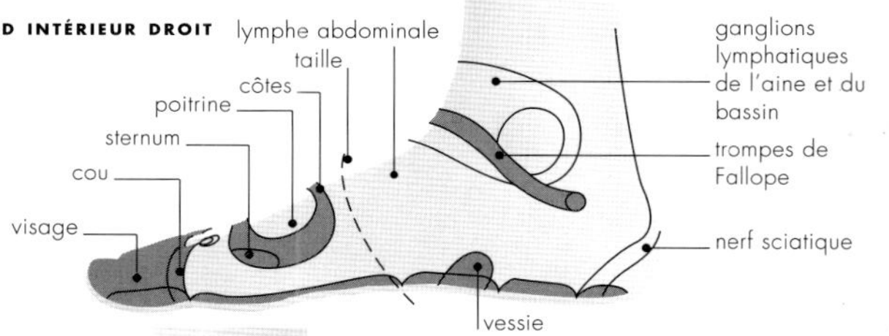

PIED EXTÉRIEUR DROIT

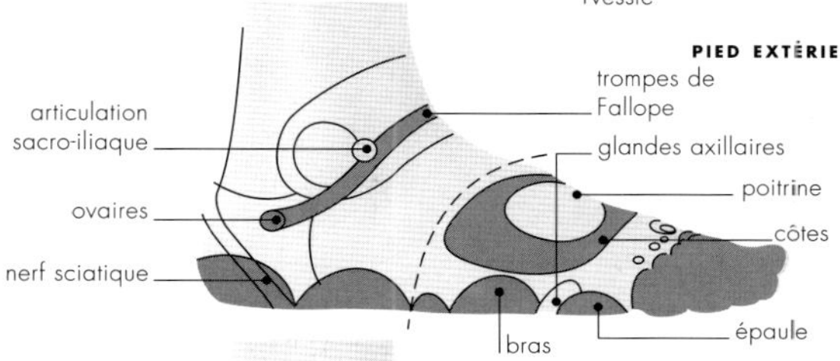

PIED INTÉRIEUR GAUCHE

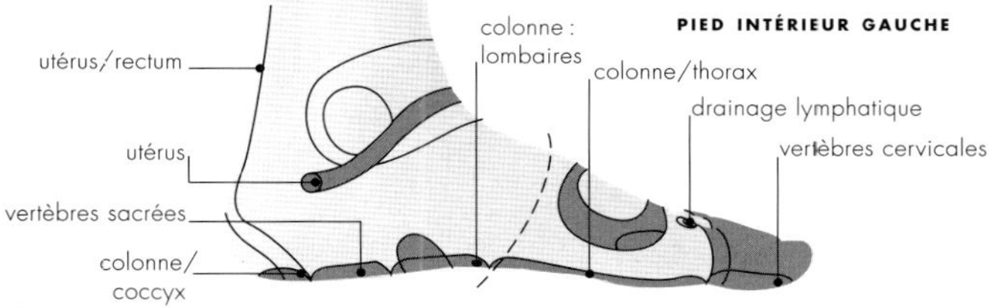

LA CARTOGRAPHIE DE LA MAIN

Les zones réflexes de la main reflètent celles du pied. En raison de leur profondeur moindre, des cartes séparés des côtés de la main ne sont pas nécessaires. Toutes ces zones peuvent être localisées sur les cartes de la paume et du dos de la main. La plupart des zones réflexes se situent sur la paume des deux mains

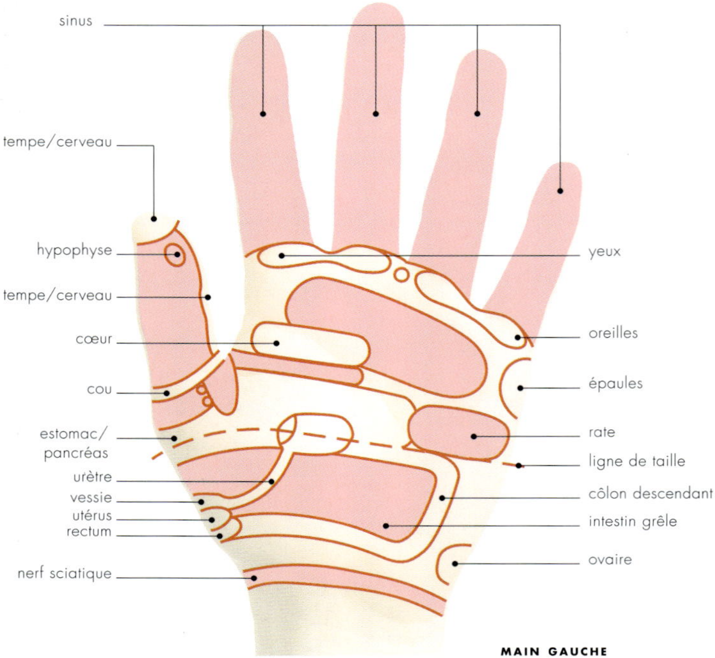

MAIN GAUCHE

Vue de la paume

Les différentes parties du corps sont reflétées sur les zones réflexes de la main. Suivant le même principe que le pied, la zone de la tête se trouve sur le bout des doigts, celle de l'abdomen vers le poignet. La plupart des zones réflexes se trouvent sur la paume.

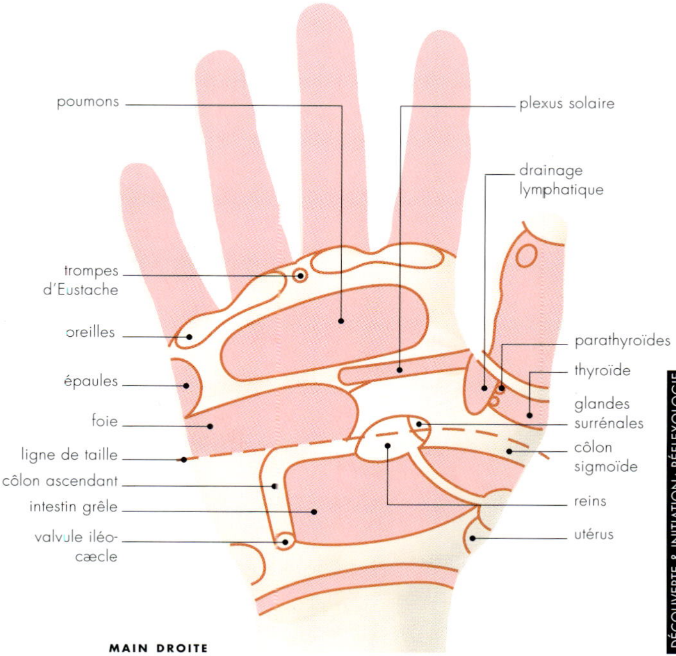

MAIN DROITE

Les points réflexes du dos de la main

Les zones réflexes du dos de la main sont les mêmes que celles du dos du pied. Certaines des zones montrées sur la paume s'étendent aux côtés et au dos de la main (par exemple, le diaphragme, les hanches et les ovaires).

Bien que le traitement des mains puisse parfois être pratiqué seul, la localisation des zones réflexes peut se révéler difficile du fait de la taille relativement petite des mains par rapport aux pieds.

MAIN GAUCHE

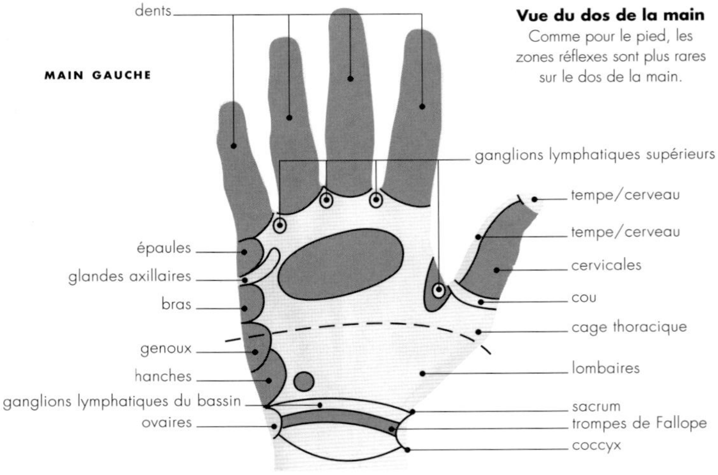

Vue du dos de la main
Comme pour le pied, les zones réflexes sont plus rares sur le dos de la main.

La sensibilité

Les degrés de sensibilité des mains à la réflexologie varie énormément. En cas de blessure, de difformité ou d'infection du pied, un réflexologue peut choisir de traiter la main en priorité.

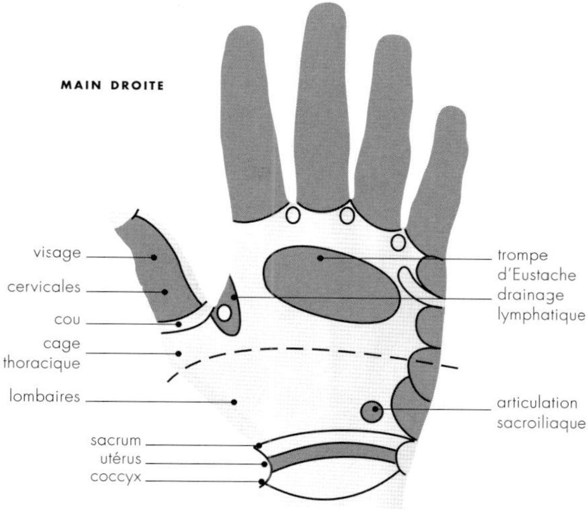

L'ABC DE LA RÉFLEXOLOGIE

Une séance de réflexologie dure de 45 minutes à une heure; une séance de traitement des mains, en raison de leur plus petite taille, est moins longue. Le réflexologue commence généralement du côté droit pour terminer avec le gauche. C'est l'ordre que recommande Doreen Bayly. Les sensations éprouvées durant la séance varient selon les personnes et l'intensité des pressions est modulée par le praticien pour éviter toute douleur. Par ailleurs, aucune zone ne doit être exagérément traitée au détriment des autres.

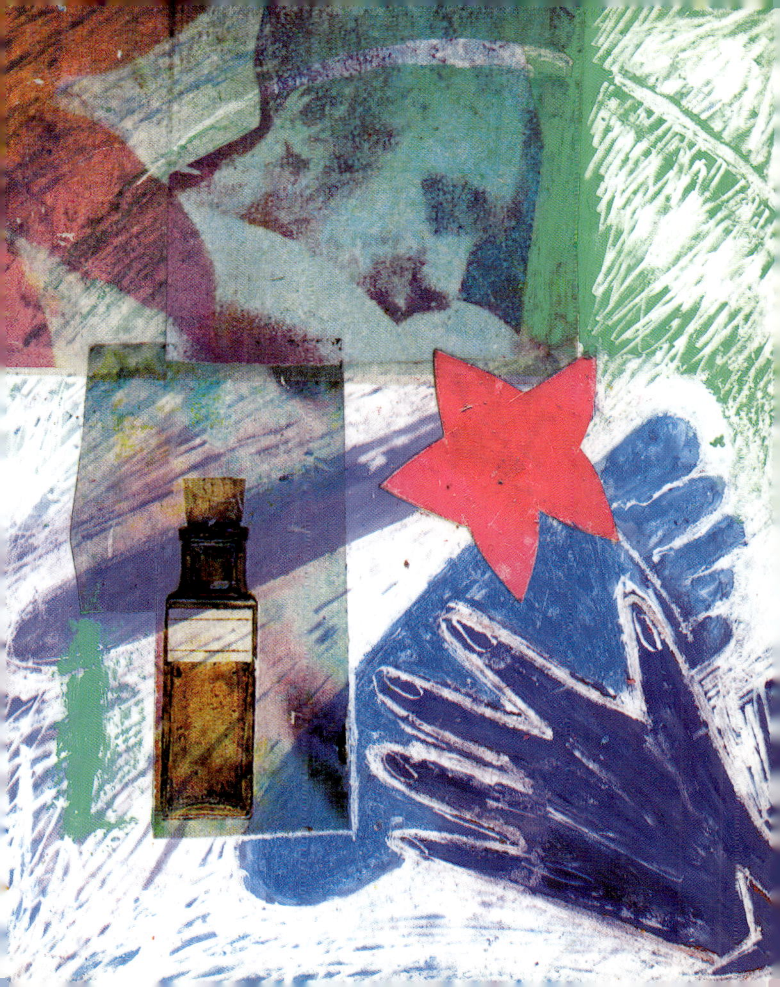

Les préparatifs d'une séance de réflexologie

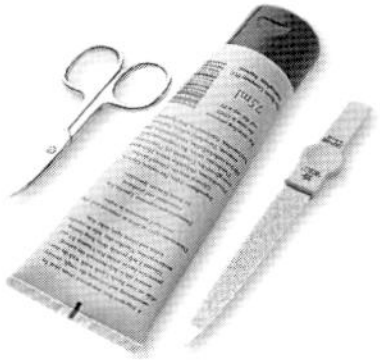

Le soin des ongles
Le réflexologue doit avoir des ongles courts et des mains douces.

Un réflexologue essaie de toujours travailler avec un médecin classique. Ainsi, le patient bénéficie simultanément des thérapies traditionnelles et complémentaires. Avant que le traitement ne commence, le réflexologue vous interroge sur votre état de santé et votre style de vie. Il existe peu de contre-indications à la réflexologie (on peut néanmoins citer la thrombose ou une ostéoporose aggravée du pied). Une attention particulière doit néanmoins être portée aux patients souffrant par exemple de diabète ou de désordres de la thyroïde ainsi qu'aux femmes enceintes et à tout malade chronique (voir pp. 60-61). Informez votre réflexologue des traitements que vous suivez (phytothérapie incluse) afin d'éviter toute réaction indésirable.

La préparation

S'il traite vos pieds, le praticien vous demandera de retirer vos chaussures et de vous asseoir sur un canapé ou une chaise inclinable. Le réflexoloque peut utiliser des serviettes humides pour rafraîchir et débarrasser le pied de toute impureté. Vos pieds sont ensuite examinés, talqués et massés. Le praticien recherche alors les zones douloureuses susceptibles d'être traitées par la suite.

Les problèmes du pied

L'efficacité du traitement dépend de la condition du pied. Avant de débuter des séances de réflexologie, les cors ou les durillons devraient préalablement être traités par un podologue. De même, il faut laisser à d'éventuelles ampoules ou coupures le temps de guérir. Si une affection telle qu'une infection rend le traitement du pied difficile ou impossible, le réflexologue se tournera alors vers les mains.

Les soins de la main

Les mains du réflexologue sont ses outils de travail. Aussi, à l'instar d'un pianiste, il doit en prendre le plus grand soin. Etant donné que les pressions sont exercées par le bout du pouce et des doigts, les ongles se doivent d'être coupés court pour ne pas griffer le patient. Les mains doivent être suffisamment hydratées, exemptes de cornes et, avant tout, parfaitement propres.

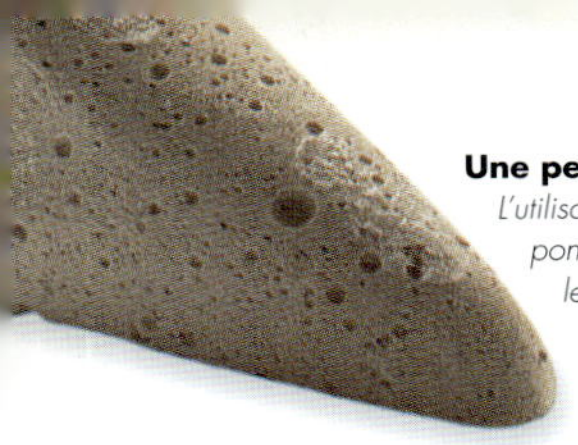

Une peau douce
L'utilisation d'une pierre ponce adoucit les peaux les plus épaisses.

LES SOINS DU PIED

Après votre toilette, séchez-vous soigneusement, spécialement entre les orteil. L'humidité, en effet, favorise le développement d'infections fongiques comme le pied d'athlète. A moins que votre peau ne soit particulièrement douce, utilisez une pierre ponce et une crème très légèrement abrasive. Coupez vos ongles court et parallèlement à la matrice (coupé à ras ou dans les coins, l'ongle peut s'incarner). Enfin, hydrater généreusement votre pied.

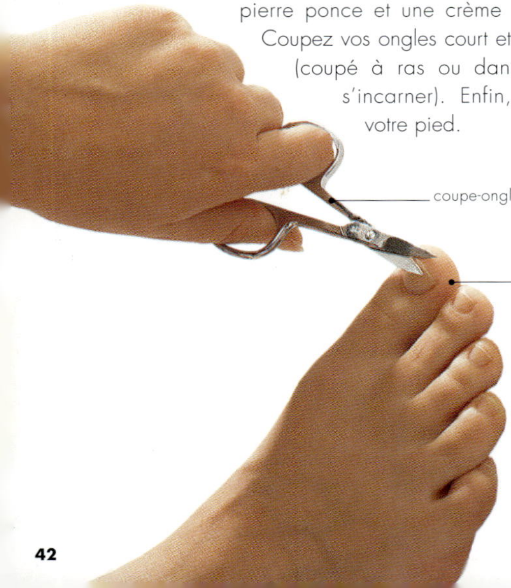

Des ongles courts
Il est important, pour la santé du pied, de se couper les ongles régulièrement.

Un toucher souple

Les serviettes hydratantes sont agréables et assouplissent la peau.

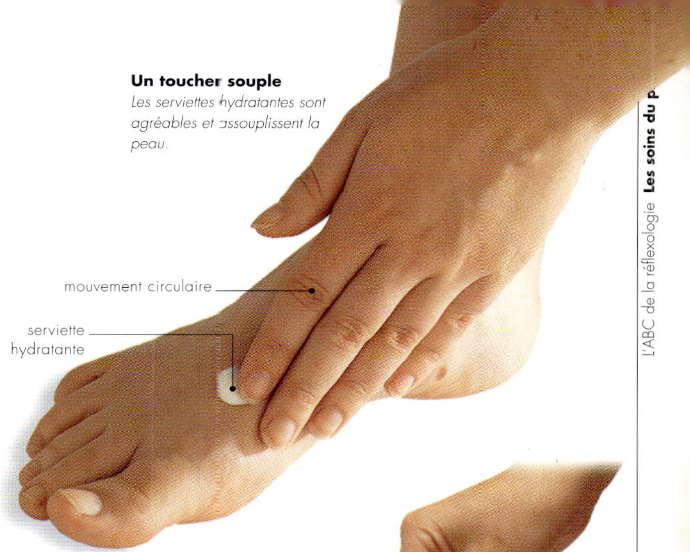

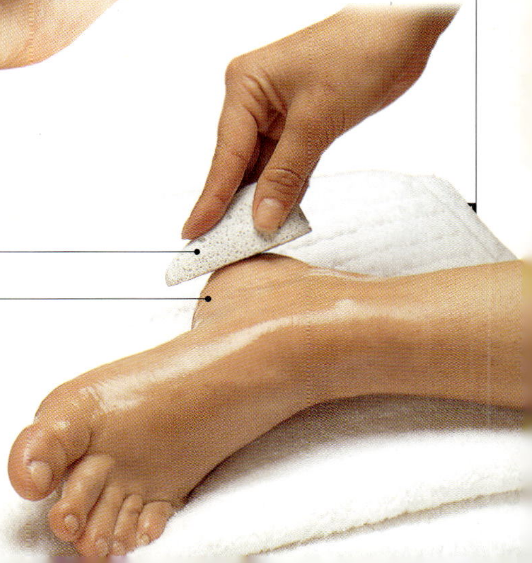

Des talons sains

Utilisez une pierre ponce pour enlever la peau dure et sèche qui se développe parfois sur le talon.

Donner et recevoir

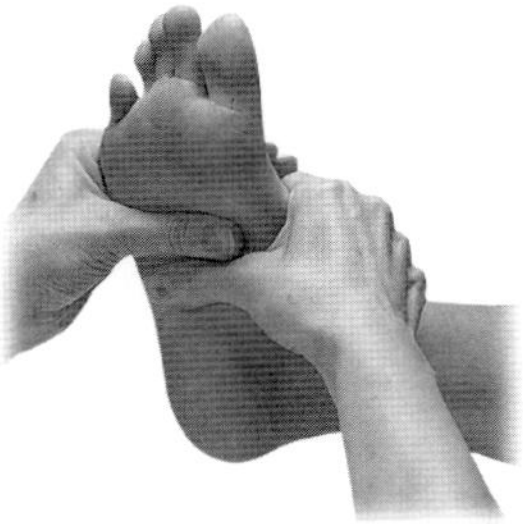

Un contact délicat
De nombreuses personnes sont nerveuses à l'idée d'être touchée.

Tout traitement, classique ou complémentaire, est plus efficace lorsque la relation entre praticien et client est basée sur une mutuelle confiance. Un médecin attentif et patient a généralement plus de succès qu'un médecin brusque et pressé, ce qui vaut également pour les thérapies complémentaires. Concrètement, il s'agit de gagner la confiance du patient afin que ce dernier puisse se détendre.

Un traitement individuel

L'un des aspects importants des thérapies complémentaires est leur caractère holistique. Le traitement vise à stimuler les défenses propres et l'équilibre naturel du corps (homéostasie). Pour de nombreuses personnes, le succès de la réflexologie tient au fait qu'elles sont invitées à dire comment elles se sentent réellement (avant, pendant et après le traitement), et que leur témoignage est pris en compte.

Mettre en confiance

Contrairement aux massages complets, la réflexologie, en se concentrant sur les pieds et les mains, ne requiert pas que le patient se déshabille entièrement. Pourtant, de nombreuses personnes demeurent nerveuses à l'idée d'être touchées par un étranger. Il est donc important que le praticien soit lui-même calme et détendu pour qu'il puisse entièrement se concentrer sur son client.

La bonne atmosphère

De nombreux réflexologues sont naturellement cordiaux et réussissent à mettre les gens à l'aise. Le plus nerveux des patients finira par se détendre en réalisant qu'il se trouve dans un environnement sain et que le seul souci du thérapeute est d'œuvrer pour son bien-être. Pour le patient, il est important de comprendre que donner et recevoir forment les deux faces d'une même médaille. Un traitement est un partenariat qui cherche à rétablir l'équilibre entre le corps et l'esprit. En ce sens, la réflexologie n'est pas une solution miracle mais plutôt un processus d'activation des facultés curatives propres au corps.

Des sons relaxants

Afin de mettre leurs patients à l'aise, certains réflexologues diffusent de la musique ou des sons naturels tels que des chants d'oiseaux ou le bruit des vagues. Ils participent à la relaxation et à la concentration.

LE BON ENVIRONNEMENT

Le réflexologue n'a pas besoin de matériel spécial, si ce n'est d'un confortable siège de traitement. Les priorités sont une atmosphère douce et relaxante ainsi qu'un éclairage suffisant au travail du praticien. En plus d'un siège spécial permettant de surélever les pieds durant la séance, il est bon que le réflexologue dispose également d'un fauteuil classique pour l'entretien initial.

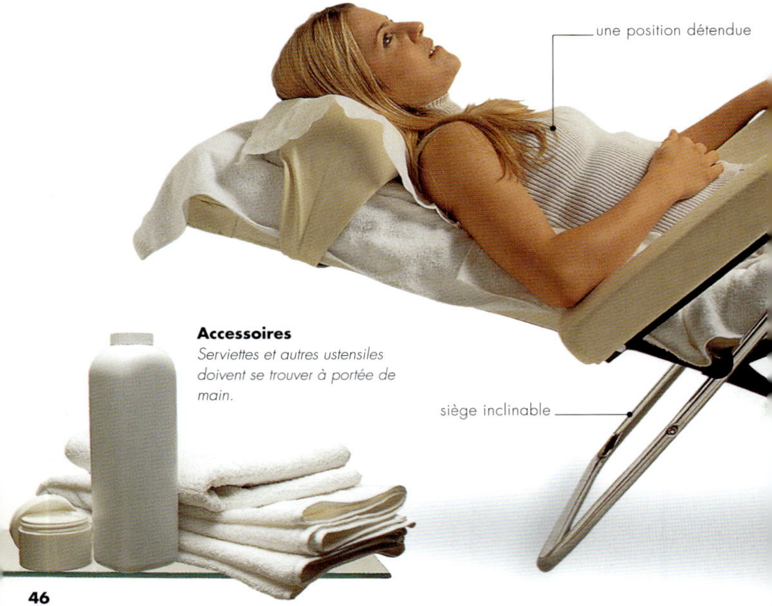

Accessoires
Serviettes et autres ustensiles doivent se trouver à portée de main.

En position

Le praticien se tient généralement à côté du patient, sur une chaise basse.

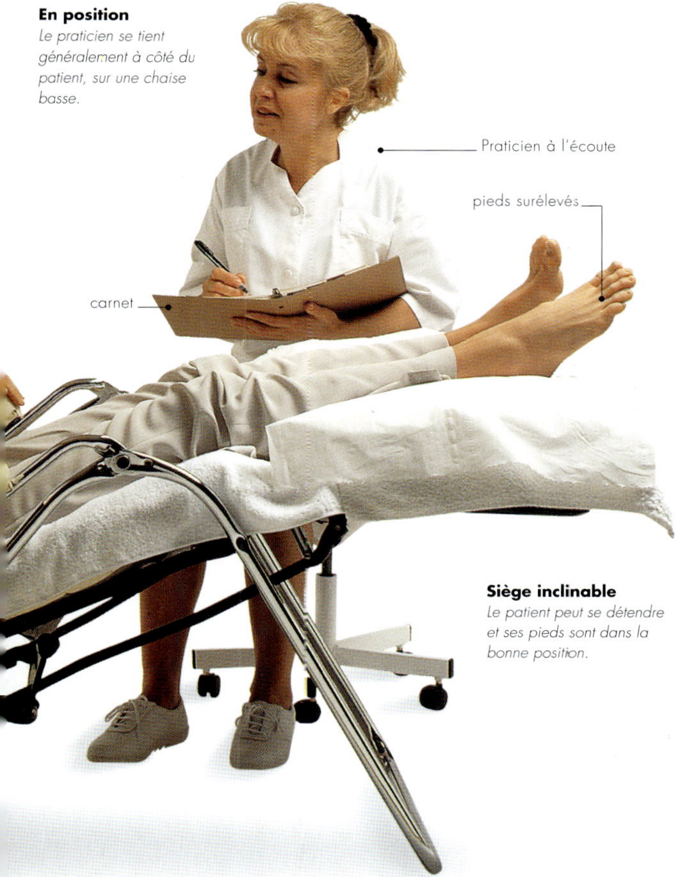

Siège inclinable

Le patient peut se détendre et ses pieds sont dans la bonne position.

Se préparer mentalement

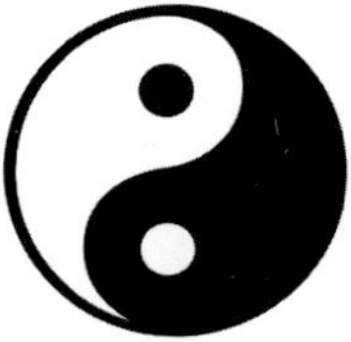

Equilibre
Le thérapeute doit équilibrer sa propre énergie avant le traitement.

Une fois qu'un environnement propice a été créé, c'est au tour du réflexologue de se relaxer afin de pouvoir transmettre sa quiétude à son patient. Le praticien doit être en mesure de se concentrer intégralement sur son travail : il doit non seulement repérer avec précision les zones réflexes, mais aussi être réceptif aux réactions de son patient. Etant entendu que chaque séance est taillée sur mesure, le praticien doit s'attacher à percevoir toutes les nuances (verbales ou corporelles) du langage du patient. Tout cela demande un haut degré de concentration.

Ces exigences sont parfois difficiles à remplir et chaque personne a ses propres méthodes pour chasser des pensées intempestives ou tout autre élément pouvant contrarier la tâche à accomplir. Le yoga et la méditation sont deux techniques permettant d'accéder à un état d'esprit privilégié.

Le yoga

Pour de nombreux praticiens, les techniques issues du yoga sont utiles et peuvent être mises en œuvre avant le début d'une séance. Allongé sur le dos, les bras éloignés du corps, les paumes tournées vers le haut et les pieds légèrement séparés, concentrez-vous sur une respiration régulière et prenez conscience des mouvements de soulèvement et d'affaissement de votre abdomen. Respirez et expirez une vingtaine de fois environ et tentez de sentir l'énergie qui pénètre votre corps en même temps que l'oxygène.

Si vous vous sentez tendu pendant que vous êtes allongé, essayez de contracter puis de relâcher vos muscles en débutant par vos orteils et en remontant jusqu'aux muscles du visage.

La méditation

Certaines personnes arrivent à faire le vide dans leur esprit en se retirant dans une pièce et en méditant. De nombreuses techniques peuvent être utilisées pour atteindre un profond état de relaxation. Toutes ont en commun de se concentrer sur une certaine image ou sur une activité spécifique. Chaque fois que votre esprit « perd le fil », il faut le reconduire consciemment à son point de départ. Bien qu'il soit difficile, dans un premier temps, de résister aux pensées intempestives, une pratique régulière de la méditation permet de rester concentré.

Recourir aux mantras

Pour certains, il est plus facile de méditer en recourant à des mantras, un mot ou une phrase qu'ils répètent en continu. Le plus utilisé des mantras est « Om ».

LA BONNE POSITION

Le patient est confortablement installé sur un siège inclinable qui soutient son dos, son cou et ses jambes. La partie inférieure du siège est réglée de telle manière que les genoux soient légèrement fléchis tout en reposant sur le support. Les pieds sont ainsi placés à une hauteur convenable pour le praticien qui se tient généralement sur une chaise basse, face au patient.

Le traitement des mains

Il est parfois plus approprié de traiter les mains, comme illustré ici pour un drainage lymphatique.

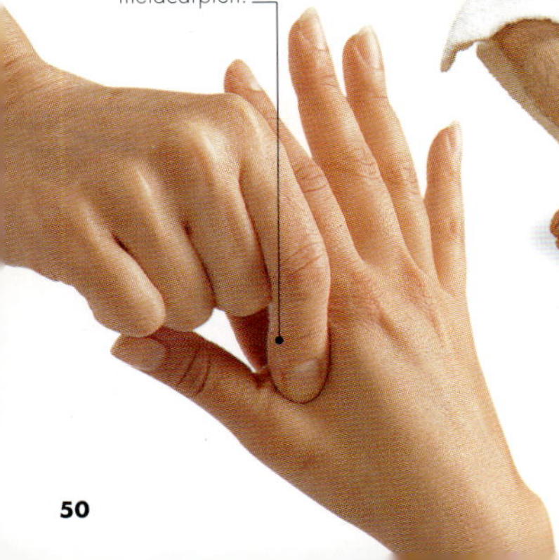

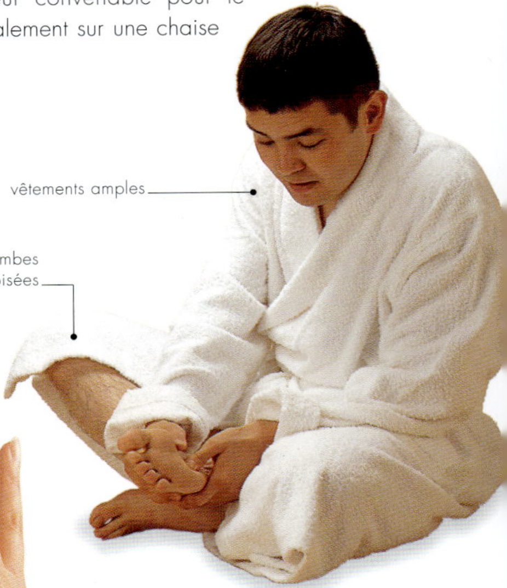

Le traitement à domicile

S'asseoir les jambes croisées est la manière la plus pratique pour atteindre le pied.

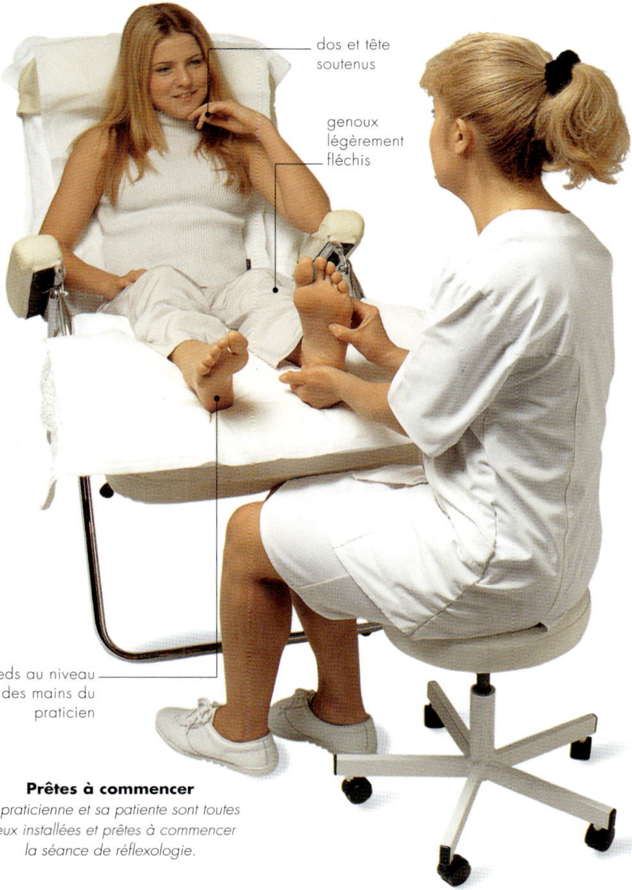

Prêtes à commencer

La praticienne et sa patiente sont toutes deux installées et prêtes à commencer la séance de réflexologie.

Les différents types de pression

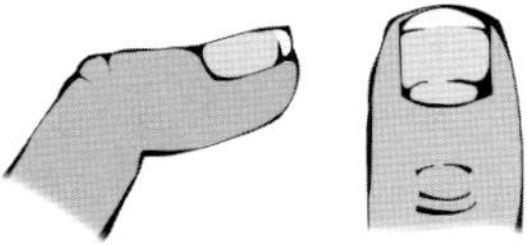

Doigt ou pouce
Une bonne position des doigts ou du pouce contribue à contrôler la pression.

L'apprenti réflexologue se demande souvent quel degré de pression doit être exercé. Une pression trop faible est inefficace et une pression trop forte désagréable, voire douloureuse dans les cas extrêmes, pour le patient. On ne peut pas se référer à un degré de pression standard, et c'est au réflexologue qu'il revient d'adapter ses gestes aux réactions et aux attentes du patient. La pression doit être franche sans être brutale et il faut que le praticien soit en mesure d'exercer des pressions suffisantes et efficaces sans pour autant forcer.

La sensibilité individuelle

Le degré de sensibilité varie énormément. Certaines personnes trouveront une pression légère déjà inconfortable, d'autres sentiront à peine une pression pourtant ferme. Une zone réflexe sera vraisemblablement plus sensible si la partie du corps qui lui correspond ne fonctionne pas correctement. Une telle zone est donc à manipuler avec plus de douceur.

Plus le réflexologue est expérimenté, plus ces questions perdent de leur importance. Instinctivement, les manipulations du praticien s'adaptent aux réactions du patient. Les mains, qui sont souvent moins sensibles, requièrent généralement plus de fermeté. (Cependant, certains patients éprouvent exactement le contraire).

Les mouvements du pouce

Durant la manipulation, le pouce (et parfois le doigt) doit rester en contact permanent avec la peau du patient et se déplacer en une infime progression d'une zone réflexe à l'autre. Etant donné les très courtes distances qui séparent les points réflexes, les mouvements de translation doivent être très précis. Autant que possible, il est important de ne pas raidir le pouce et de le maintenir fléchi dans un angle constant. De la sorte, une pression homogène peut être maintenue pendant toute la séance.

Afin de faciliter ces mouvements souples du pouce, on peut appliquer une fine couche de talc sur le pied du patient. Contrairement au masseur, le réflexologue n'utilise pas d'huile. Les risques de dérapage seraient trop grands et le maintien d'une pression homogène trop difficile.

Technique

Dans la mesure du possible, efforcez-vous de maintenir votre pouce nettement plié, sans pour autant le raidir.

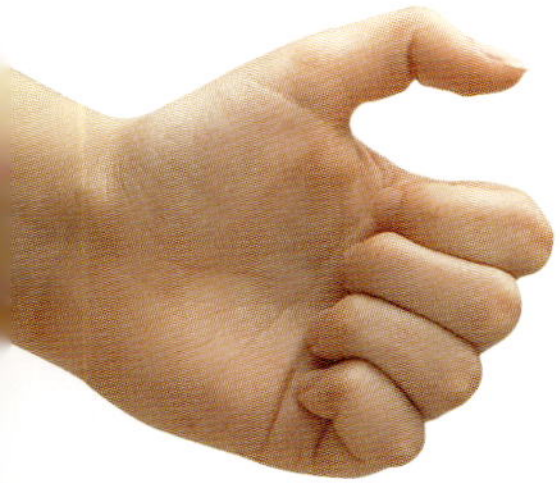

La position du pouce
Il est important de ne pas raidir le pouce pendant la manipulation.

LES PRESSIONS: POUCES ET DOIGTS

La plupart des zones réflexes sont manipulées avec le pouce. Certains endroits difficiles d'accès requièrent néanmoins l'intervention des autres doigts. Dans les deux cas, les positions et les techniques demeurent semblables. La pression est exercée avec la face interne ou externe du pouce plutôt qu'avec son extrémité. De la sorte, l'ongle ne s'enfonce pas dans les chairs. Le pression est exercée pendant quelques secondes sur chaque point.

La pression
Du côté de la pulpe du pouce, la pression est exercée quelques secondes puis relâchée. Le pouce reste plié.

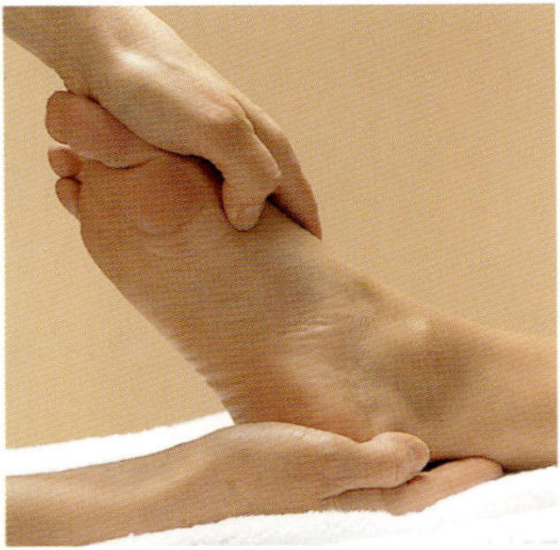

Le mouvement
Sans perdre contact avec la peau, le pouce progresse en glissant doucement d'une zone à l'autre.

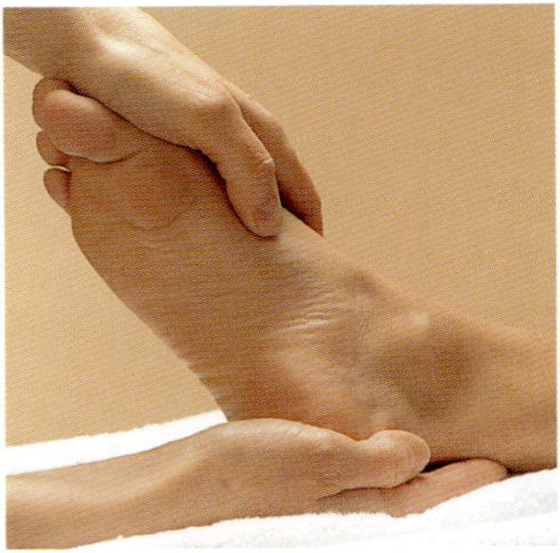

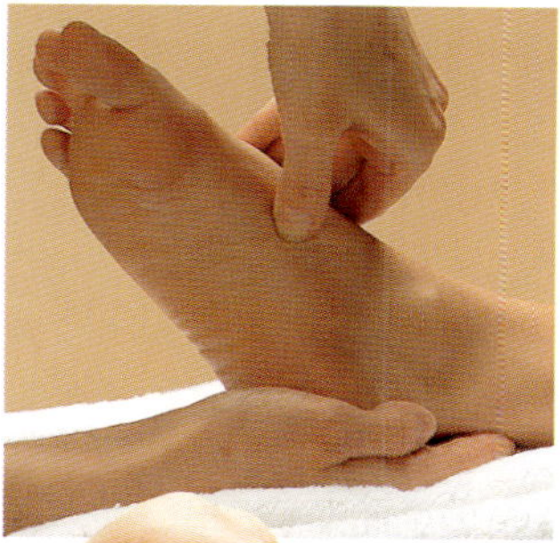

En douceur

Il est important de déplacer le pouce en douceur, sans tirer ni frictionner la peau.

La progression

Pendant la manipulation, le praticien visualise une ligne sur laquelle sont situés les points réflexes.

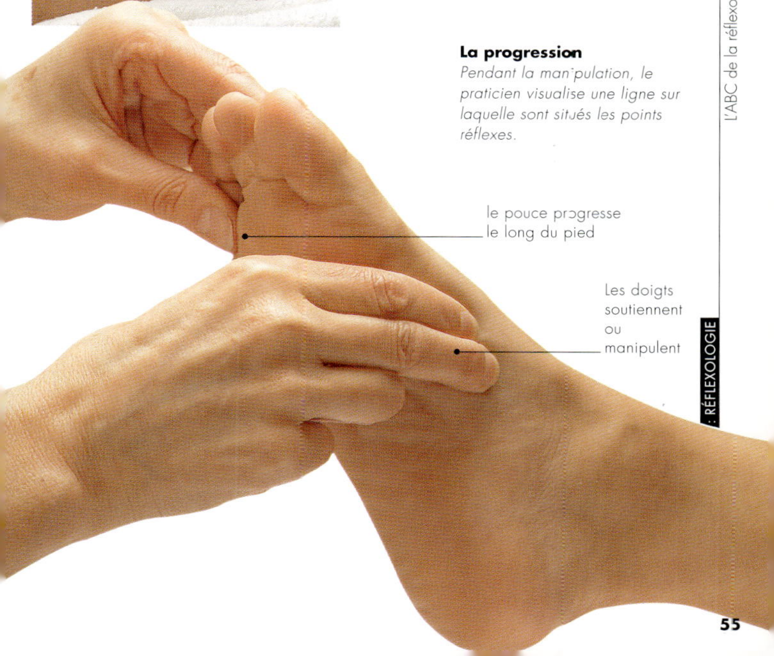

Maintenir le contact durant la manipulation

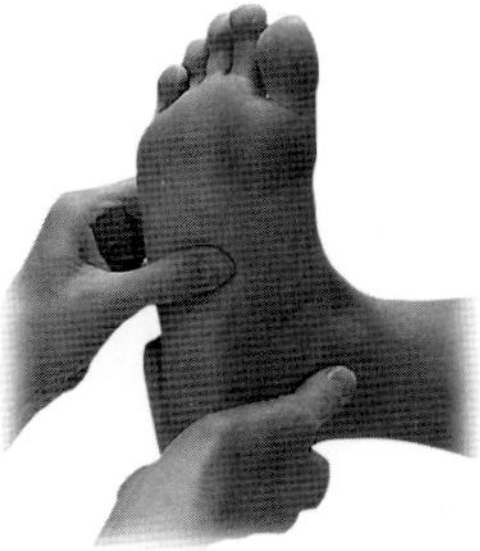

Un soutien constant
Le pied doit être soutenu avec assurance par la main de support.

Le réflexologue utilise un siège inclinable afin que le patient soit confortablement installé, que son corps soit bien soutenu et que ses pieds soient aisément accessibles. Durant la séance, les mains du praticien doivent rester en contact avec le pied ou la main. Toute rupture subite doit être évitée puisqu'elle gêne le patient et interrompt un flux qui est censé demeurer continu lors du traitement.

Le soutien

Durant la manipulation, le thérapeute soutient fermement le pied du patient, assurant ainsi le confort et la relaxation de ce dernier. Pendant que la main « manipulatrice » se déplace sur le pied, la main de support s'ajuste à la progression. Selon les besoins, le pied peut être tenu d'un côté comme de l'autre. Il est soutenu de sorte à être légèrement orienté vers le praticien sans étirer les orteils vers l'arrière. La main de support compense la pression afin que le pied ne bouge pas en réaction aux manipulations.

Les mêmes principes sont valides pour un traitement de la main. Généralement, la main du patient est soutenue par en-dessous et repose confortablement dans la paume du praticien.

Autotraitement

Dans le cas d'un autotraitement, le pied peut être soutenu par votre main libre.

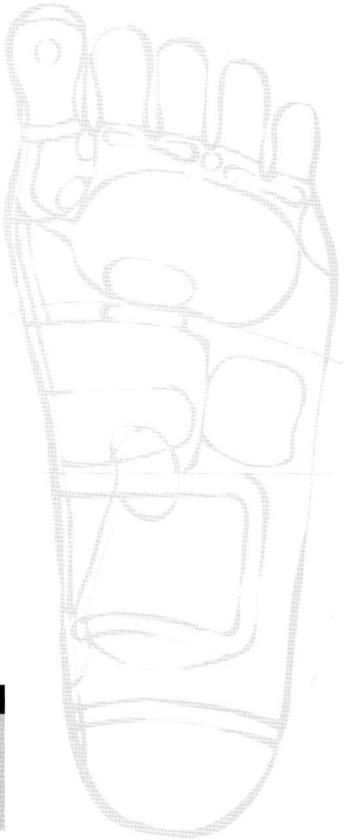

En revanche, pour un autotraitement de la main, il faut poser cette dernière sur un coussin ou sur votre cuisse.

La bonne technique

Pour vous-même ou pour une autre personne, le pied ou la main traité doit être soutenu dans une position sûre et confortable. Vous devez travailler librement et sans entrave artificielle. Cette technique, apparemment difficile pour l'apprenti réflexologue, se développera avec le temps et la pratique. Avec un minimum d'expérience vous serez capable de « sentir » ce qui est bon pour votre patient ou vous-même.

Un siège inclinable

Une chaise inclinable permet de soutenir confortablement les jambes du patient tout en maintenant ses talons à une hauteur adéquate. Le thérapeute devrait se munir d'un tel siège pour les visites à domicile.

LES POSITIONS DE SUPPORT

Le pied doit rester immobile pendant la manipulation et la main de support doit compenser les pressions exercées. La position du pied doit être adaptée à la zone réflexe qui est manipulée, mais la position de support classique demeure approximativement toujours la même : le pied repose entre l'index et le pouce et est légèrement incliné vers le praticien.

Le cou

Ce point réflexe situé à l'endroit de la jonction entre le gros orteil et le pied est manipulé sur le pied droit avec le pouce droit se déplaçant à partir du côté interne. La main gauche soutient.

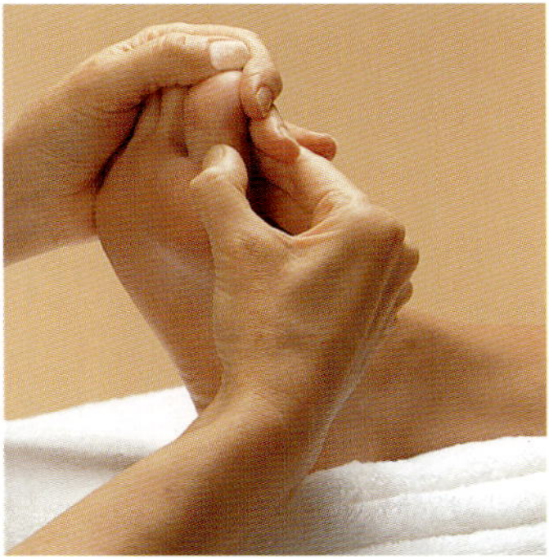

Le côlon tansverse

Cette zone réflexe se situe sur toutes les zones de la ligne de taille. Le pied gauche est manipulé avec le pouce gauche en même temps que les doigts de la main gauche tiennent le dos du pied.

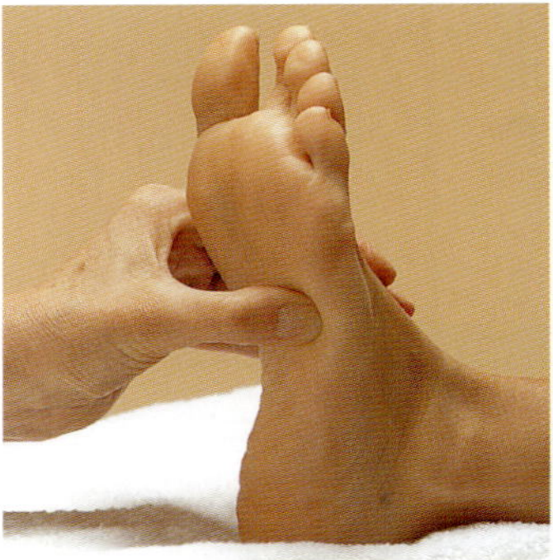

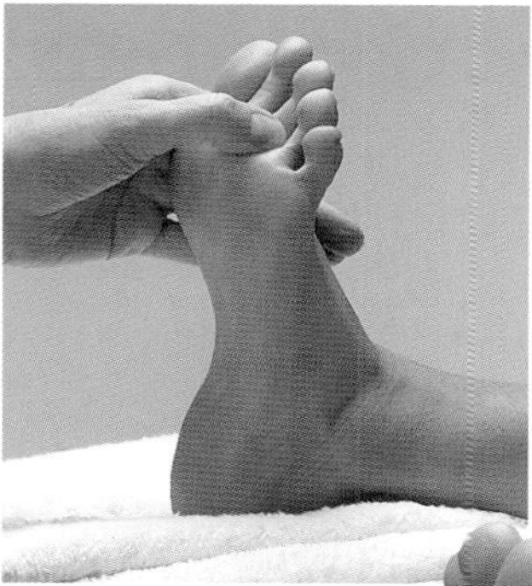

La trompe d'Eustache

Cette zone réflexe se situe à l'intersection des troisième et quatrième orteils. Sur le pied gauche, le pouce gauche manipule cette zone, pendant que la main droite soutient les orteils en les étendant légèrement.

La respiration du plexus solaire

Dans cette manipulation, les pouces sont placés sur la zone du plexus solaire, au milieu de la voûte plantaire. La pulpe des doigts repose sur le dos des pieds et la face externe des pieds est soutenue par la face interne des doigts.

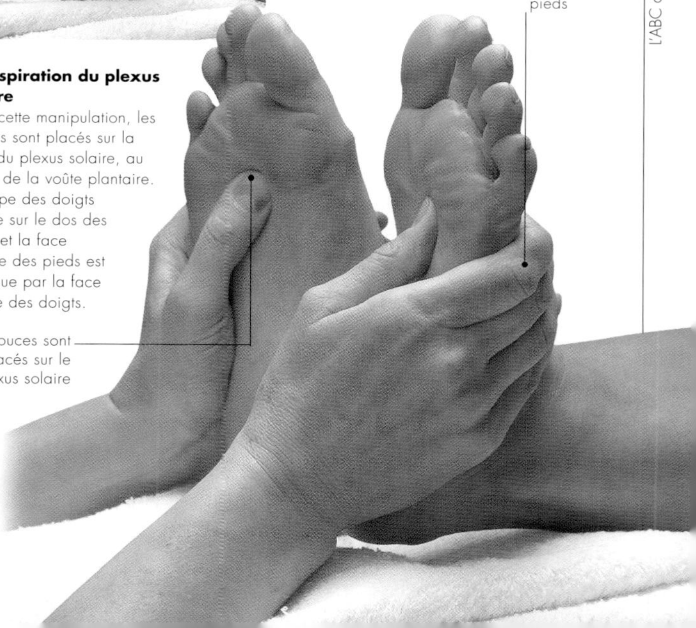

Les précautions particulières

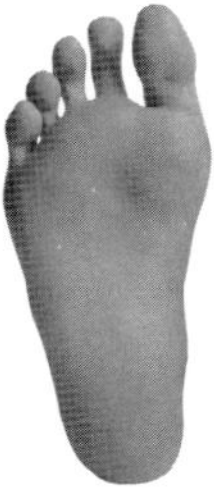

A manipuler avec précaution !
Certaines affections s'opposent à la réflexologie.

La réflexologie est une véritable thérapie complémentaire et, souvent, les patients suivent parallèlement un traitement classique. Les réflexologues n'affirment pas que leur discipline constitue une médecine alternative et conseillent toujours à leur patient de ne jamais interrompre leur traitement conventionnel sans l'avis de leur médecin traitant.

Néanmoins, certaines affections ne sont pas compatibles avec la réflexologie, d'autres requièrent un praticien expérimenté et connaissant parfaitement la condition de son patient. Ainsi, un réflexologue reportera un traitement pour une personne souffrant de fièvre, thrombose ou phlébite, ou venant de subir une opération d'une articulation. En cas de doute, consultez toujours votre médecin traitant.

Les médications

Il est considéré que la réflexologie accélère le taux et le niveau des excrétions corporelles. Pour cette raison, il est possible qu'elle modifie l'action de certains médicaments. Il est donc primordial que le réflexologue soit conscient qu'un traitement est susceptible d'affecter les réactions du patient face à des médications telles que celles utilisées pour combattre le diabète, les désordres de la thyroïde, l'épilepsie ou l'hypertension. Pour les personnes concernées, ces questions doivent être abordées avec le médecin traitant pour éventuellement ajuster les doses prescrites. Le même principe vaut pour la phytothérapie, l'homéopathie et l'aromathérapie.

La grossesse

La réflexologie n'est pas compatible avec les grossesses à haut risques. Elle est également rarement pratiquée pendant le premier trimestre de la grossesse.

Les os et les articulations

La réflexologie n'est pas appropriée en cas d'ostéoporose. L'arthrite ou la goutte, qui affectent les articulations des mains et des pieds, réclament une attention particulière, spécialement en cas d'inflammation, de gonflement ou de douleur.

Autotraitement

Les personnes souffrant ou ayant souffert d'une des affections mentionnées ci-dessus ne doivent pas se traiter elles-mêmes et sont invitées à consulter un thérapeute qualifié et expérimenté.

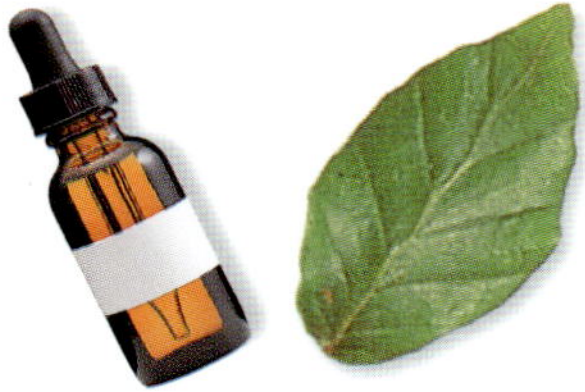

Les remèdes aux plantes
Les remèdes floraux de Bach peuvent soulager les problèmes émotionnels.

S'AIDER SOI-MÊME

L'objectif de la réflexologie n'est pas de simplement « guérir » la maladie mais d'encourager le corps et l'esprit à établir un flux énergétique équilibré et à stimuler nos défenses naturelles. Néanmoins, c'est trop demander à votre corps que de se guérir lui-même si vous le maltraitez constamment. Pour rester en bonne santé, votre corps a besoin d'un régime alimentaire équilibré, d'exercices physiques et de protection face aux polluants de toutes sortes.

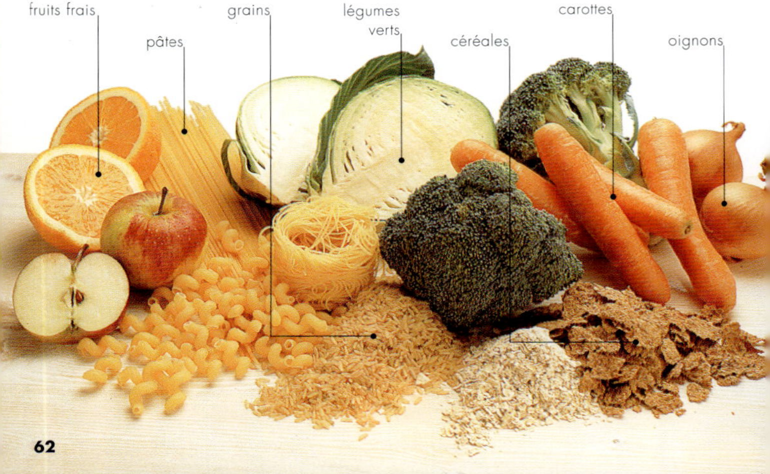

Un mode de vie sain

Le régime alimentaire et l'exercice physique sont essentiels pour se maintenir en bonne santé. Mangez un maximum de fruits et de légumes, des aliments complets tel que le riz ou les pâtes ou encore des céréales. En revanche, évitez les graisses animales, le sucre, le sel et l'alcool. Des exercices journaliers sont plus efficaces qu'une partie hebdomadaire de squash ou que la visite occasionnelle d'un club de remise en forme.

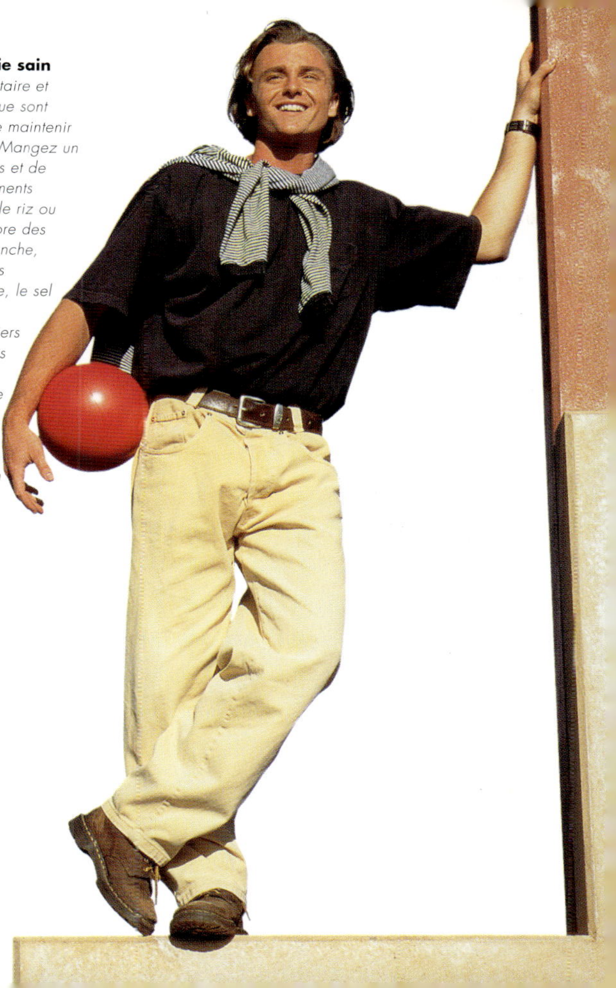

Réflexologie et autres thérapies complémentaires

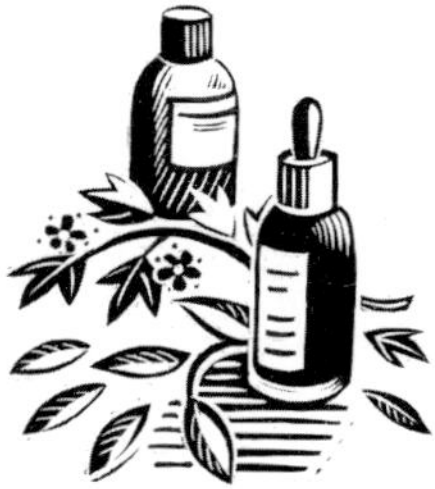

Massage et thérapie *l'aromathérapie et ses huiles essentielles peuvent être un complément à la réflexologie.*

La réflexologie est souvent utilisée parallèlement à l'aromathérapie et, suivant le principe que « le plus est le mieux », certaines personnes suivent différentes thérapies complémentaires en même temps. Bien que les autres thérapies soient en effet susceptibles d'apporter des bénéfices, il est plus judicieux de les essayer les unes après les autres. Premièrement, le mode d'action différent de ces thérapies peut interférer avec l'efficacité de chaque approche; deuxièmement, et c'est là le plus important, vous ne pourrez pas, en cas d'amélioration de votre condition, déterminer quelle méthode a été la bonne. Néanmoins, les bénéfices de certaines activités complémentaires soutiennent plus qu'ils n'entravent l'action de la réflexologie. Ces activités incluent les thérapies du mouvement, du toucher et le traitement médicinal.

Les thérapies du mouvement

Le Yoga, le Tai Chi et la technique Alexandre réduisent le stress et participent à la relaxation des muscles. De plus, ils corrigent les mauvaises postures. Dans un premier temps, il est préférable de suivre les cours d'un professeur qualifié pour s'assurer de pratiquer les bons mouvements et d'adopter des positions correctes.

Les thérapies du toucher

Si vous appréciez le contact physique propre à la réflexologie, vous pouvez également essayer les différentes formes de massages thérapeutiques, tels que les massages suédois, le Rolfing ou l'aromathérapie. Ces méthodes activent la circulation et le système immunitaire et peuvent largement accroître votre sentiment de bien-être. Les thérapies du toucher peuvent également être bénéfiques pour des problèmes chroniques comme le mal de dos ou l'insomnie.

Les thérapies médicinales

Si vos problèmes ont une cause émotionnelle, les remèdes floraux de Bach sont une bonne solution que vous pouvez utiliser seul. Les affections physiques et psychiques sont bien traitées par l'homéopathie. La variété des remèdes aux plantes que vous pouvez vous auto-administrer est aujourd'hui très grande. Pourtant, en raison de leur force potentielle et de leur extrême diversité, il est recommandé de demander conseil à un phytothérapeute.

UNE SÉANCE TYPE : LA MANIPULATION DU PIED

Durant une séance, le réflexologue traite tous les points réflexes de chaque pied en commençant normalement par le pied droit. Il s'attarde sur les zones liées à un symptôme spécifique ou sur celles, plus sensibles, qui indiquent un dysfonctionnement du corps. Le praticien est guidé par les réactions du patient aux manipulations. En fin de séance, il est possible de revenir sur les zones à problème avant de conclure par une relaxation du pied et par des séquences de respiration du plexus solaire.

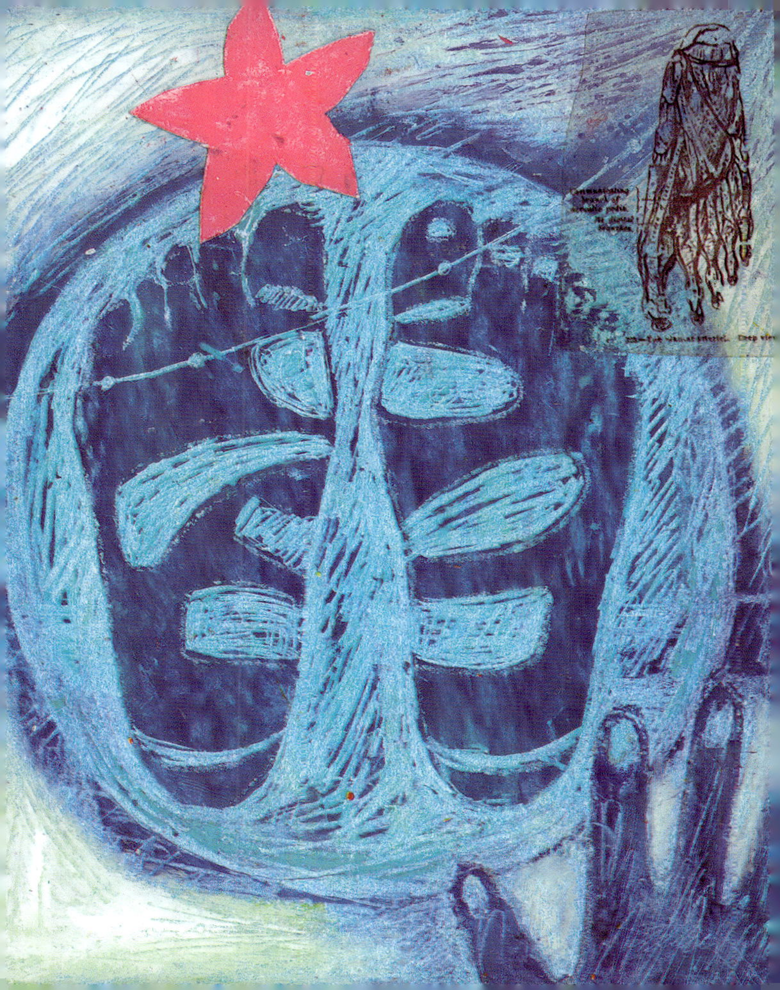

Exercice complet du pied

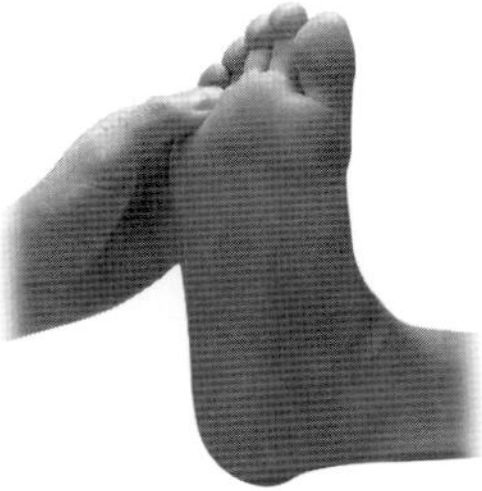

De haut en bas
Le traitement va du haut du pied au bas de la cheville.

Pendant environ une heure de séance, toutes les zones réflexes de chaque pied sont manipulées avec soin. Les zones importantes pour le patient requièrent plus de temps et le praticien se concentre plus particulièrement sur elles, y revenant éventuellement en fin de séance. Si ces zones ont semblé être sensibles lors de leur première manipulation et que la partie du corps qui leur est liée a entre-temps réagi au traitement, il est possible que les zones apparaissent désensibilisées à la fin de la séance.

Le déroulement de la séance

Les thérapeutes varient l'ordre selon lequel ils organisent une séance. Certains commencent par le pied droit, certains par le gauche, d'autres, enfin, alternent entre les deux pieds, passant d'une zone à l'autre. Bien que ces approches différentes ont toutes leurs fondements, de nombreux praticiens se conforment à la séquence introduite par les pionniers de la réflexologie, Eunice Ingham et Doreen Bayly, et commencent par manipuler intégralement le pied droit.

Les avantages de cette approche incluent le fait que les premières sections du côlon, représentées sur le pied droit, sont ainsi manipulées avant les dernières sections du côlon, représentées sur le pied gauche. De plus, le cœur, qui n'est représenté que sur le pied gauche, n'est abordé qu'une fois la séance bien entamée, ce qui laisse le temps au patient de s'habituer au traitement et de se relaxer.

Le traitement commence avec la tête et le cerveau qui sont représentés sur les

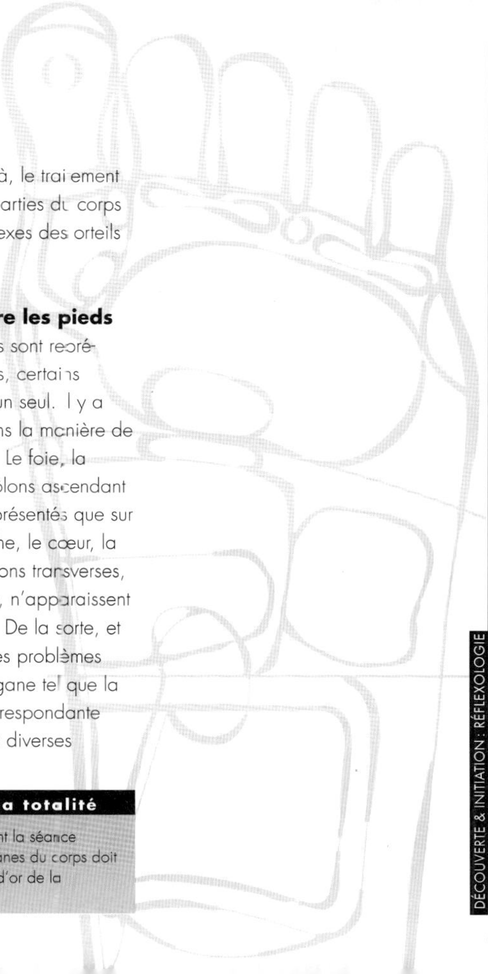

gros orteils. Partant de là, le traitement se déplace aux autres parties du corps en traitant les zones réflexes des orteils jusqu'à la cheville.

Les différences entre les pieds

Si de nombreux organes sont représentés sur les deux pieds, certains n'apparaissent que sur un seul. Il y a donc une différence dans la manière de manipuler chaque pied. Le foie, la vésicule biliaire et les côlons ascendant ne sont par exemple représentés que sur le pied droit. En revanche, le cœur, la rate, le rectum et les côlons transverses, sigmoïde et descendant, n'apparaissent que sur le pied gauche. De la sorte, et si un patient présente des problèmes liés au blocage d'un organe tel que la rate, la zone réflexe correspondante pourra être manipulée à diverses reprises.

Le corps dans sa totalité

Quelle que soit la façon dont la séance débute, l'ensemble des organes du corps doit être traité. C'est là la règle d'or de la réflexologie.

LE PIED DROIT 1 • PRATIQUE

La manipulation des points réflexes de la tête peut soulager des symptômes tels que les maux de tête ou des affections d'origine psychologique telle que l'insomnie. L'hypophyse remplit un rôle important en contrôlant et régulant l'équilibre hormonal. La zone du cou peut se révéler stratégique si le patient souffre de maux de tête ou de raideurs. Les problèmes de la colonne vertébrale peuvent être à l'origine de nombreuses affections comme le mal de dos.

Le crâne

La zone réflexe liée au crâne et au cerveau se situe sur la pulpe du haut du gros orteil, juste à l'arrière de l'ongle.

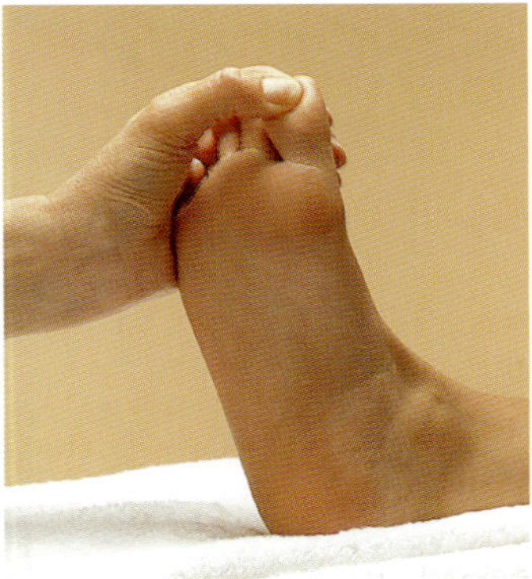

Les tempes

La zone réflexe liée aux tempes est située sur le bord du gros orteil, du côté du second orteil.

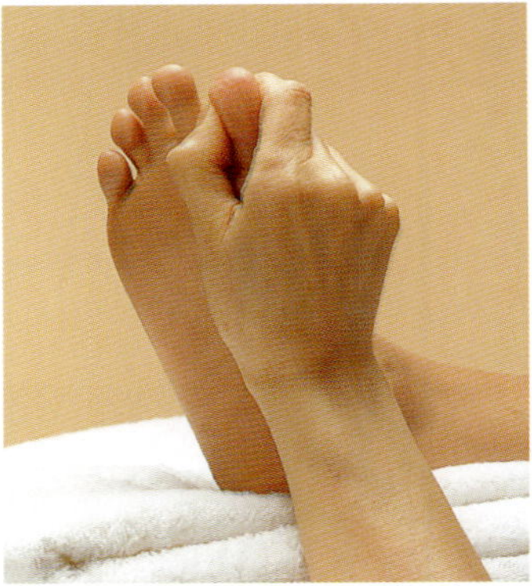

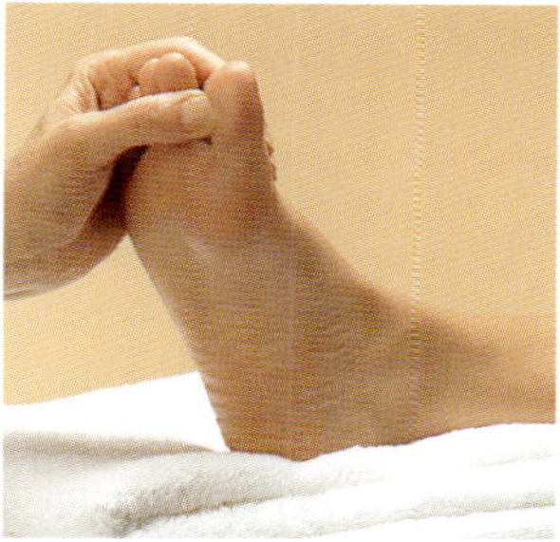

L'hypophyse

La zone réflexe de la glande se trouve sur le côté bas du gros orteil, au centre d'une petite masse de chair.

Le cou

La gorge et la nuque sont respectivement représentées sur l'avant et l'arrière du gros orteil, à la jonction du pied.

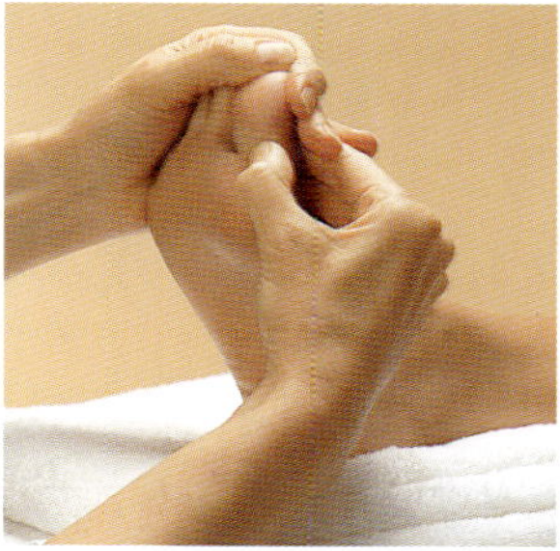

La colonne vertébrale

Les zones réflexes de la colonne vertébrale sont réparties le long de la face interne du pied, des vertèbres cervicales (gros orteil) jusqu'au coccyx (juste avant la cheville.

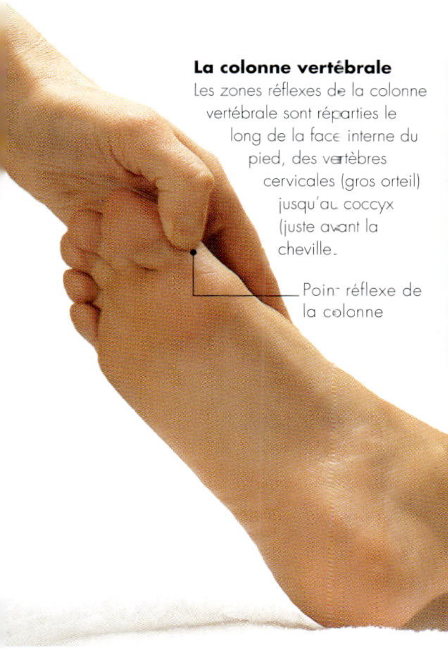

Le pied droit 2 • Théorie

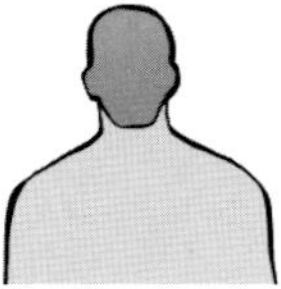

La tête
De nombreuses affections peuvent bénéficier d'une manipulation des zones de la tête.

Il y a de fortes chances que le réflexologue s'attarde particulièrement sur les nombreuses zones réflexes représentées dans la région du gros orteil. En plus de la tête et du cerveau, de nombreux organes sont également localisés à cet endroit. Ces diverses zones réflexes peuvent être manipulées pour lutter contre diverses affections, physiques ou psychologiques. Ces zones ont une surface extrêmement faible et requièrent une manipulation très précise.

Le visage

Les nerfs traversant le visage peuvent être la cause d'affections telles que la névralgie. Les zones réflexes des dents et de la gencive peuvent être traitées pour des symptômes comme le mal aux dents ou l'inflammation des gencives.

Les sinus

Les sinus, sous les yeux et à l'arrière des joues, peuvent se congestionner et s'infecter, causant ainsi des douleurs et/ou des difficultés respiratoires. Les zones réflexes associées se situent sur les côtés et à la base de l'orteil. Elles peuvent être traitées après un gros rhume ou dans le cas d'une infection chronique.

La trompe d'Eustache

Toute infection des voies respiratoires supérieures, cataracte ou réaction allergique peut conduire à un blocage de la trompe d'Eustache (qui relie la gorge aux oreilles). Cette infection peut diminuer la faculté auditive d'une personne.

Les yeux et les oreilles

Les zones réflexes des yeux et des oreilles se situent sur la voûte plantaire, à la jonction des orteils. Ces zones requièrent un traitement additionnel si le patient souffre de problèmes oculaires ou auditifs, voire de vertige.

Même si le patient ne souffre pas de problèmes liés à ces zones, il reste important de leur consacrer une attention particulière et de s'assurer de leur meilleur fonctionnement possible.

Toute rupture ou tout déséquilibre du flot énergétique dans cet région est susceptible d'affaiblir globalement une personne et peut refléter une tension générale qui empêche le corps de fonctionner normalement.

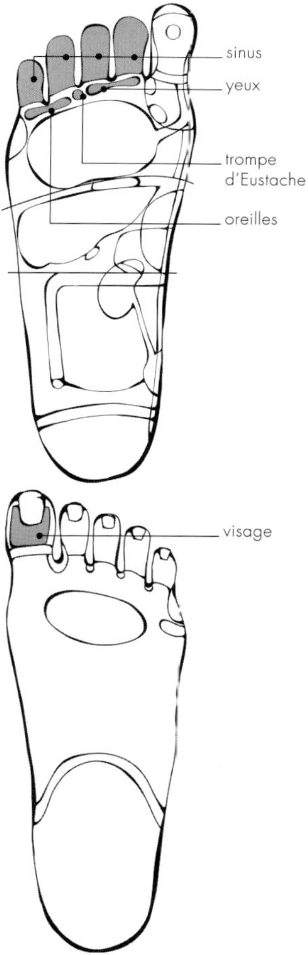

Indications supplémentaires

Pour plus d'information concernant ces zones, veuillez consulter les pages 156–157, 176–177 et 180–181.

LE PIED DROIT 2 • PRATIQUE

Un grand nombre de ces zones réflexes sont relativement petites et doivent être manipulées avec précision. Cependant, des allergies ou des affections peuvent produire des symptômes variés et toutes les zones concernées doivent être soigneusement traitées. Les traitements pour des affections du visage, de la bouche, des lèvres, des yeux, des oreilles et du nez incluent la manipulation de ces zones et des zones réflexes spécifiques en rapport avec ces parties.

Le visage

Les zones réflexes du visage se situent sur la face supérieure du pied, juste sous l'ongle du gros orteil. Les dents sont localisées sur le haut du pied, également sous les ongles, et se répartissent selon leur position dans la mâchoire des zones 1 à 5.

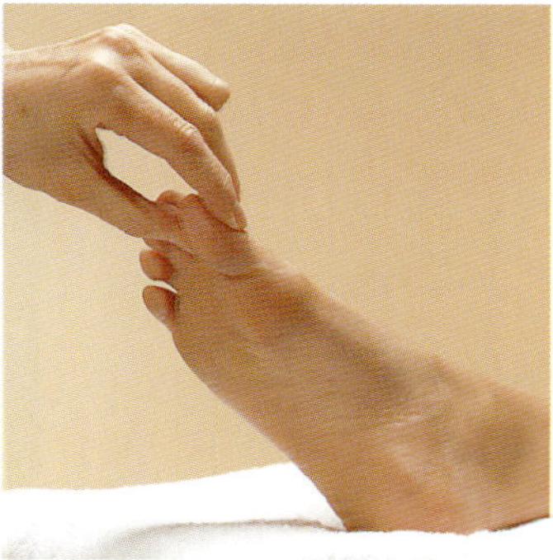

Les sinus

Les zones réflexes des sinus se trouvent sur le côté et l'arrière des orteils. Selon les sinus traités (maxillaires ou frontaux), la manipulation se concentrera sur la zone correspondante.

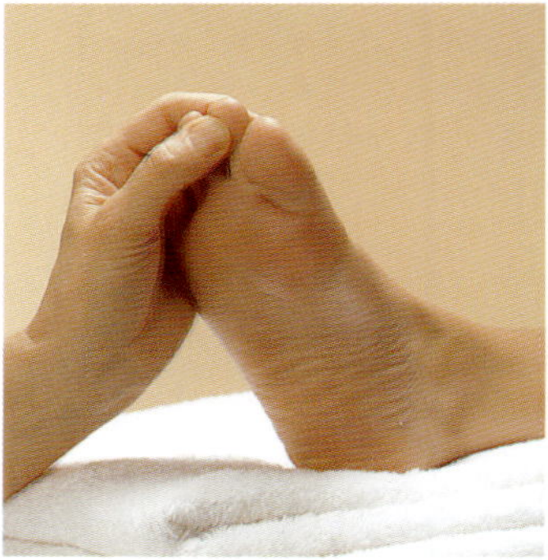

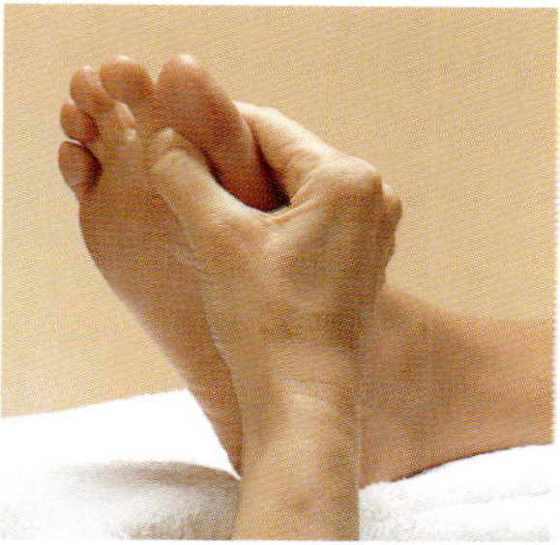

Les yeux

La zone réflexe des yeux se situe sur la voûte plantaire à la jonction du second et troisième orteil.

Les oreilles

Cette zone se trouve sur la voûte plantaire à la jonction du quatrième et cinquième orteil.

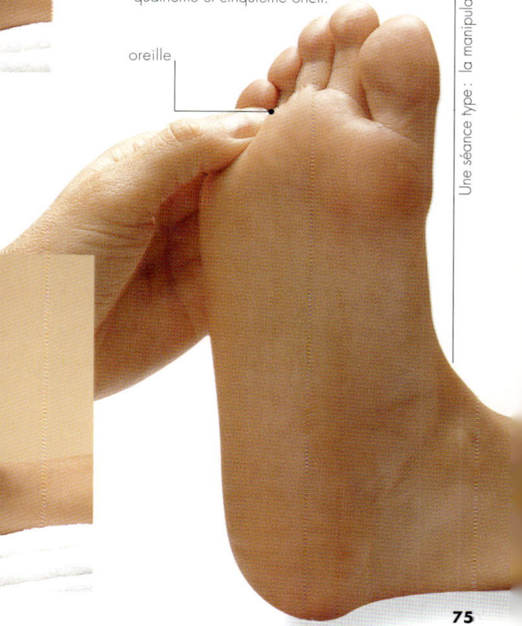

La trompe d'Eustache

Cette zone réflexe se situe à la jonction du troisième et quatrième orteil, sous le pied. Parfois, ces zones peuvent se trouver sur le dessus du pied.

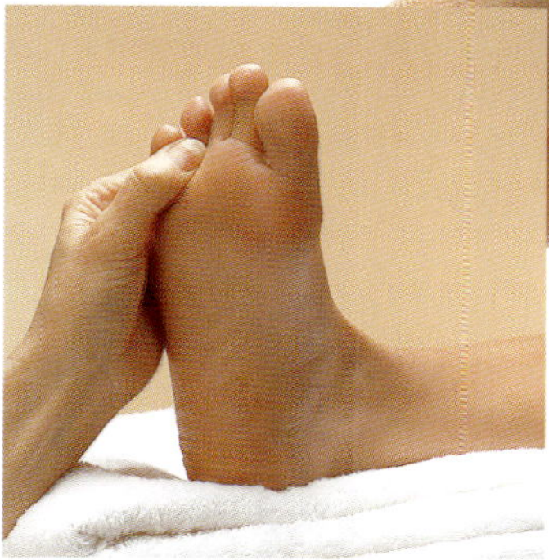

Le pied droit 3 • Théorie

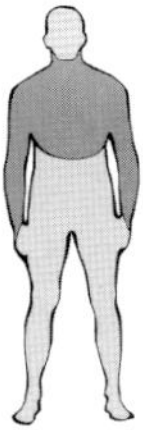

Le haut du corps
Les zones réflexes de nombreux organes vitaux, ainsi que les bras et les épaules, sont traitées.

En manipulant les zones réflexes de la partie supérieure du corps, le réflexologue évalue les signes de blocage ou de déséquilibre énergétique. Une légère sensibilité de ces régions n'est pas rare.

Les épaules et les bras

La manipulation des bras et des épaules doit être accompagnée d'une grande attention portée aux articulations majeures de l'épaule, du coude et du poignet. Les tensions ou les blessures musculaires sont liées à une certaine sensibilité des zones correspondantes.

La thyroïde

Différents aspects du métabolisme sont régulés par la glande thyroïde, située dans la gorge. Un dysfonctionnement de cette glande entraîne généralement une baisse de tonus pour le patient.

Les poumons

Le bon fonctionnement des poumons est vital. Ils procurent en effet l'oxygène nécessaire et éliminent le gaz carbonique. Tout problème affectant les poumons peut causer une déficience d'oxygénation de parties plus éloignées du corps. De nombreuses affections (asthme, bronchites ou infection des voies respiratoires supérieures) peuvent handicaper le bon fonctionnement des poumons. Le stress et l'anxiété peuvent également diminuer les capacités pulmonaires.

Le plexus solaire

En traitant une personne stressée, et pour induire une totale relaxation, le réflexologue fera particulièrement attention à la zone réflexe du plexus solaire qui comprend un réseau de nerfs situé dans l'abdomen supérieur sous le diaphragme. La zone réflexe du plexus solaire est utilisée pour soulager tout symptôme lié au stress ou à l'anxiété; elle favorise aussi l'équilibre de l'énergie mentale et physique.

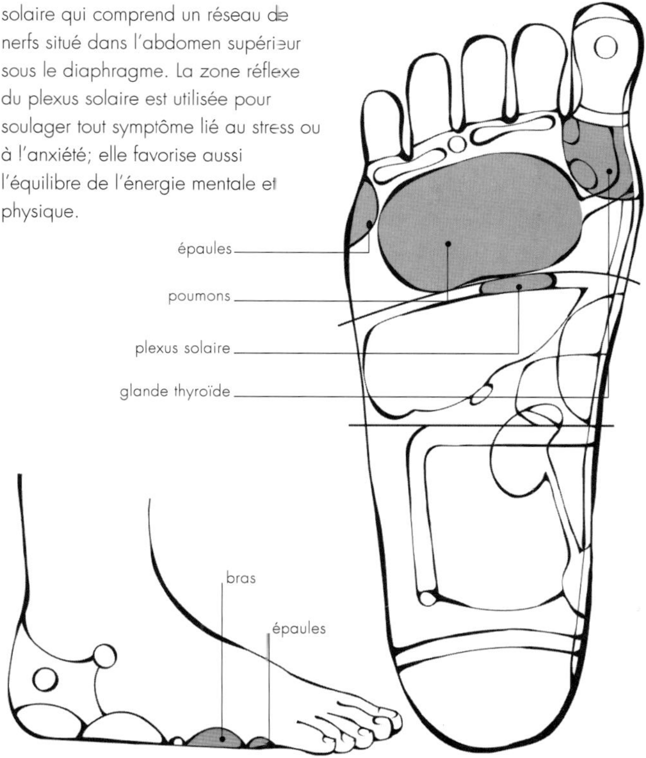

LE PIED DROIT 3 • PRATIQUE

Une manipulation attentive de ces zones est un élément important d'une séance. De nombreuses personnes éprouvent des problèmes liés à cette zone et résultant de blessure, maladie ou stress. Parallèlement au traitement des zones réflexes appropriées, les organes de cette zone bénéficient également des zones associées : par exemple, la cheville pour le poignet ou le genou pour le coude.

Les épaules

Cette zone se situe sur la voûte plantaire, aux environs de la base du petit orteil.

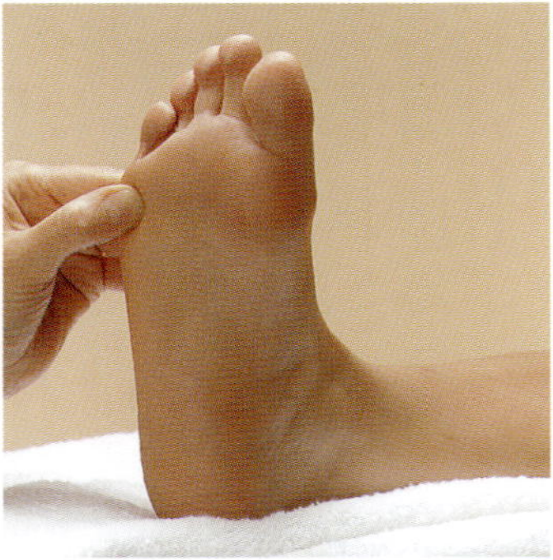

Les bras

Cette zone s'étend sur le dessus de la face extérieure du pied. Le coude se situe entre les orteils et la cheville.

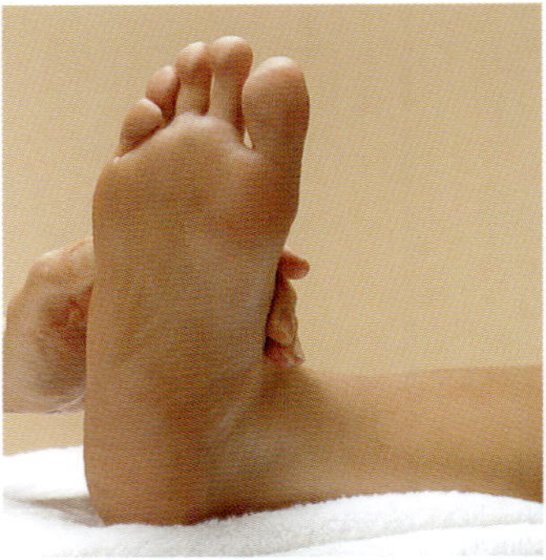

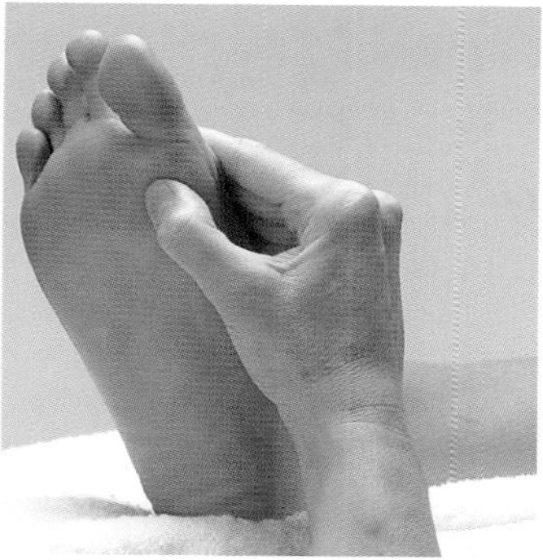

La glande thyroïde

Elle est représentée sur la plante du pied, sous le gros orteil.

Le plexus solaire

Cette zone se situe sur la voûte plantaire, juste en dessous du niveau du diaphragme dans les zones 2 et 3.

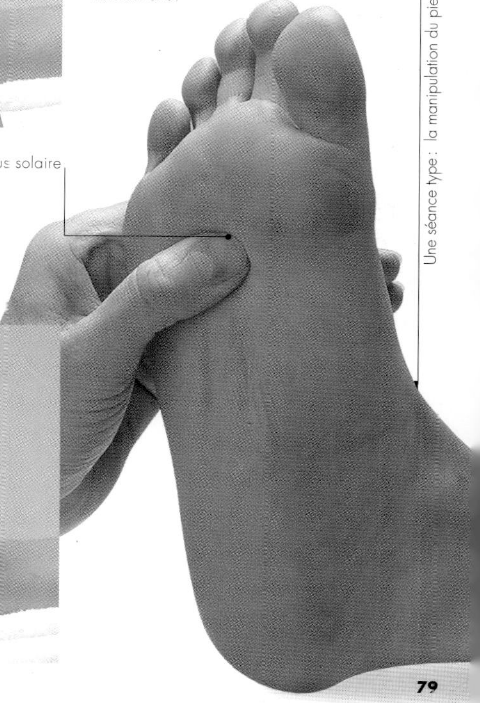

Les poumons

La zone représentant les poumons est relativement large et se situe à côté de celle de la thyroïde, sur la plante, du second au cinquième orteil.

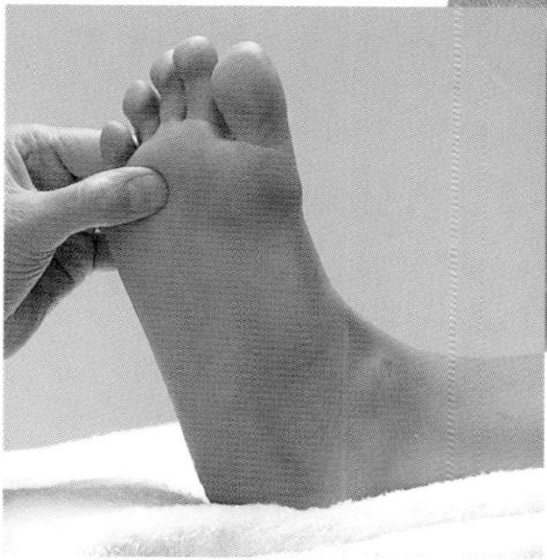

Le pied droit 4 • Théorie

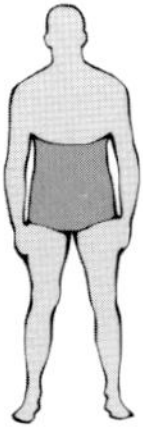

Le bas du corps
Ces zones réflexes sont particulièrement importantes pour la digestion.

De nombreux organes relevant des systèmes digestif et immunitaire sont localisés dans la région de l'abdomen et dans le bas du tronc. Les zones réflexes du foie, de la vésicule biliaire et des sections du côlon sont uniquement représentées sur le pied droit. Les reins et la vessie sont en revanche présents sur les deux pieds.

Le foie

Le foie est le plus grand des organes internes. En cas de dysfonctionnement, il est à l'origine d'une sensation de malaise général et de nombreux symptômes tels que le jaunissement de la peau et du blanc des yeux ou une digestion difficile. La zone réflexe du foie est très large et traverse les cinq zones de la voûte plantaire. La vésicule biliaire, rattachée au flanc droit du foie, participe à la digestion des graisses et stocke la bile produite par le foie.

L'estomac

Tout ce que nous mangeons et buvons passe par l'estomac où débute le processus vital de la digestion. Les problèmes inhérents à cet organe sont quasiment universels. Nous avons presque tous, à un moment donné, éprouvé des maux d'estomac et des indigestions. Le stress, un mauvais régime alimentaire, « manger sur le pouce » forment les causes courantes de ces problèmes.

Le côlon

Du fait que les premières sections du côlon y sont représentées, le pied droit est normalement traité avant le pied gauche. Le praticien est en mesure de traiter les différentes sections du côlon selon la séquence de la digestion. Le flux naturel du corps est ainsi favorisé. Tout fluide superflu pour le fonctionnement du corps est filtré puis transmis aux reins avant d'être éliminé avec l'urine.

Le nerf sciatique

Il débute dans les zones lombaire et sacrale de la colonne vertébrale et, en passant par les fesses et les cuisses, se termine au niveau des genoux. Les affections de ce nerf peuvent causer de très pénibles douleurs.

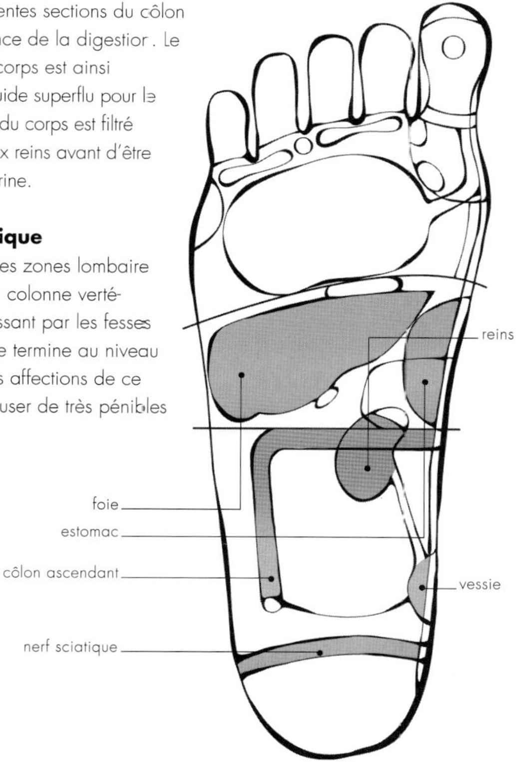

LE PIED DROIT 4 • PRATIQUE

Un traitement méticuleux du foie et de la vésicule biliaire favorise la faculté du corps à utiliser de la meilleure manière les aliments qu'il ingère. La réserve de « carburant » nécessaire à la production d'énergie et au maintien de la température est ainsi assurée. L'ensemble du côlon doit fonctionner normalement afin de pouvoir extraire l'eau de notre alimentation et éliminer avec efficacité les déchets.

Le foie

Cette zone se situe sur la voûte plantaire, entre les lignes de taille et du diaphragme. Elle traverse les cinq zones et se rétrécit vers le côté interne du pied. La vésicule biliaire est juxtaposée au foie dans la zone 3 du pied droit.

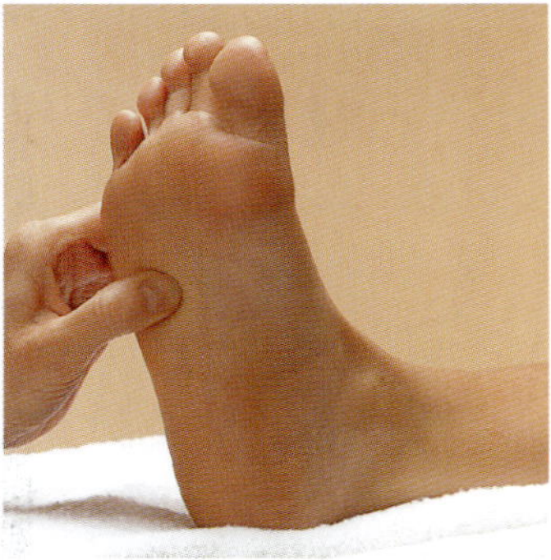

L'estomac

La zone réflexe du pied gauche est de la plus grande importance pour traiter l'estomac. Néanmoins, cet organe est également représenté sur le pied droit, entre les lignes de taille et du diaphragme.

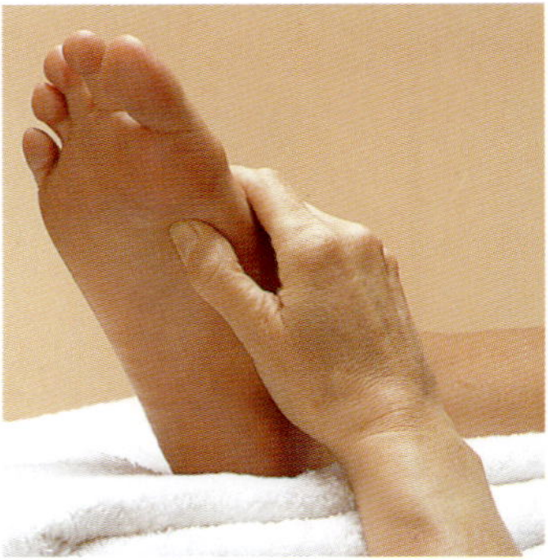

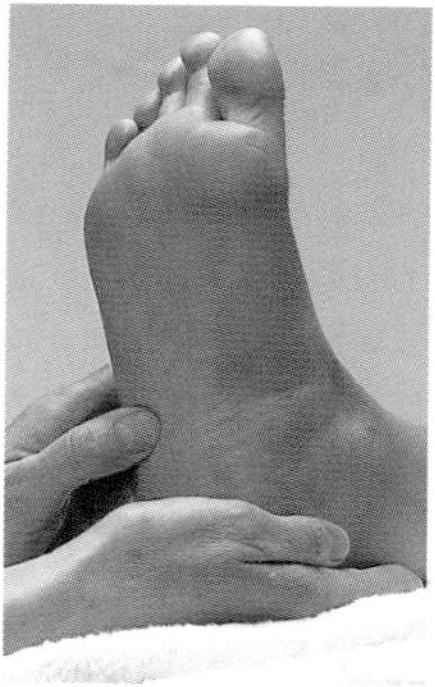

Le côlon

Le côlon est représenté sur les deux pieds. Le côlon ascendant et des sections du côlon transverse sont représentés sur le pied droit.

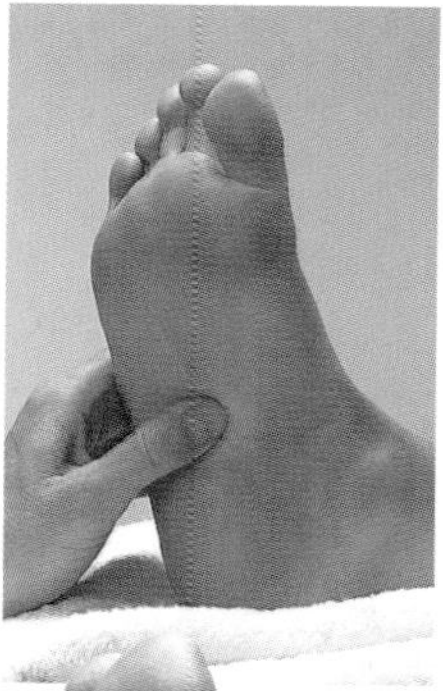

Les reins

Cette zone se trouve sur la voûte plantaire, au niveau de la ligne de taille en zone 2 et 3.

La vessie

La manipulation des reins et de la vessie, respectivement sur la plante et le côté du pied, aide le corps à éliminer les fluides inutiles sous la forme d'urine.

Le nerf sciatique

Cette zone se trouve sur le talon. Une zone supplémentaire se trouve également de chaque côté du talon d'Achille.

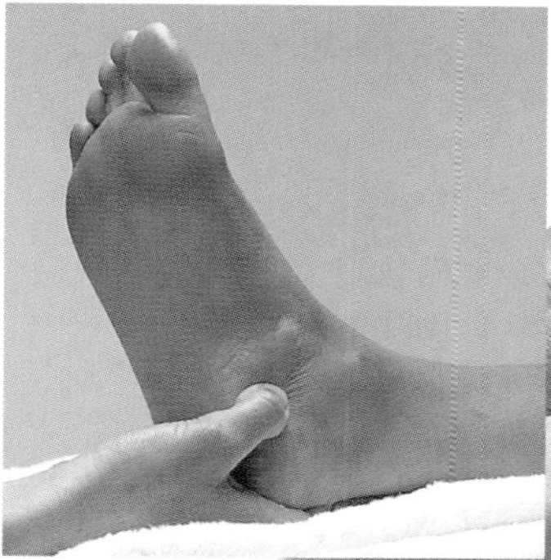

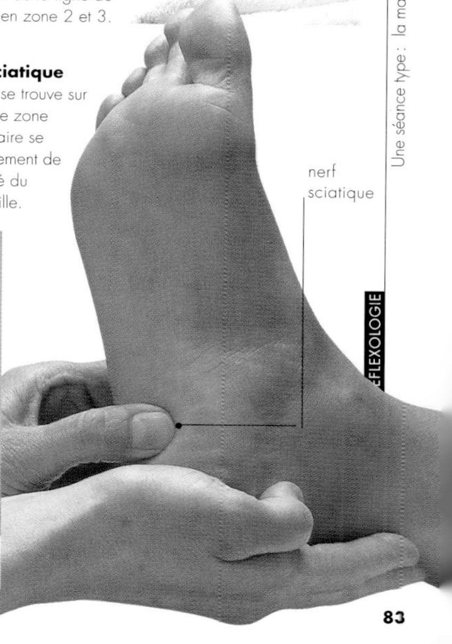

Le pied gauche : théorie

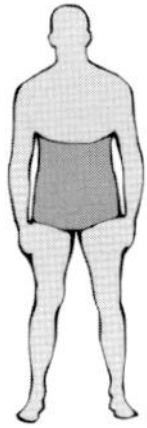

Les organes singuliers
Les zones réflexes du cœur et de la rate ne se trouvent que sur le pied gauche.

En passant au pied gauche, le réfléxologue va répéter la manipulation des zones déjà présentes sur le pied droit et aborder les zones propres au pied gauche. Ces zones incluent le cœur, la rate et la partie terminale du côlon.

Comme décrit plus haut pour le pied droit, le praticien aborde premièrement la zone des orteils (tête et cerveau) et descend ensuite vers la cheville (bas du corps). Encore une fois, le praticien consacrera plus de temps aux zones réflexes particulièrement sensibles qui indiquent un dysfonctionnement.

De même, une attention particulière sera portée aux zones réflexes liées à un symptôme particulier ou indiquant un déséquilibre énergétique. Certaines zones réflexes du pied doivent particulièrement être prises en compte si le patient souffre de problèmes situés sur le côté du corps (genou ou hanche, par exemple).

Le cœur

Bien que le cœur se situe dans la partie gauche de la poitrine, il s'étend néanmoins à la zone 1, sur le côté droit. Quoiqu'il en soit, le cœur n'est représenté que sur le pied gauche, en zones 2 et 3.

La manipulation de la zone réflexe du coeur peut avoir un effet bénéfique sur la circulation sanguine en général. Elle peut être également utile pour lutter contre des affections spécifiques telle que l'angine et peut prévenir l'apparition de problèmes cardiaques chez une personne saine.

La rate

Le traitement de la rate participe au bon fonctionnement du système immunitaire. Cet organe, en effet, joue un rôle important dans les formations des leucocytes, ces globules blancs qui combattent les infections dues aux micro-organismes. La rate est située sur le côté gauche, juste au-dessus de la ligne de taille. Sa zone réflexe se trouve sur le pied gauche.

Le côlon

Les zones réflexes des sections terminales du côlon (extension du transverse, descendant, sigmoïde et rectum) se trouvent uniquement sur le pied gauche.

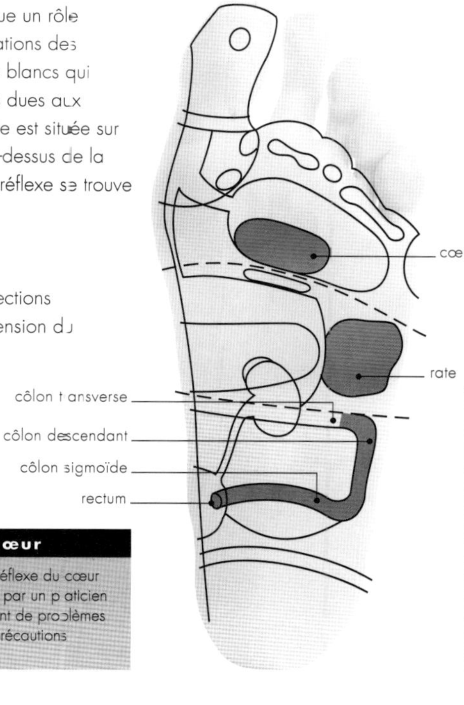

Traiter le cœur

La manipulation de la zone réflexe du cœur ne devrait être effectuée que par un praticien confirmé. Les patients souffrant de problèmes cardiaques nécessitent des précautions supplémentaires.

LE PIED GAUCHE : PRATIQUE

Les différents éléments constituant le système génital se trouvent sur chacun des pieds et les mêmes zones représentent les organes féminins et masculins. Une zone réflexe additionnelle se situe également sur la cheville, de chaque côté du talon d'Achille. De même que la rate, les glandes lymphatiques sont une composante essentielle du système immunitaire. La manipulation de ces glandes, sur les deux pieds, est donc importante pour que le corps puisse se défendre avec efficacité.

Le cœur

Bien qu'il se situe en partie du côté droit, le cœur n'est représenté que sur les zones 2 et 3 du pied gauche, juste sous la ligne du diaphragme.

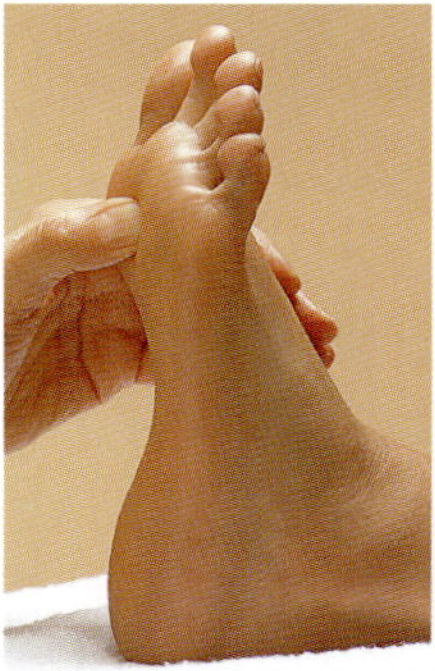

Les genoux

Cette articulation est représentée sur le côté externe du pied, dans une zone semi-circulaire débutant aux abords de la ligne de taille et s'étendant jusqu'à la moitié du talon.

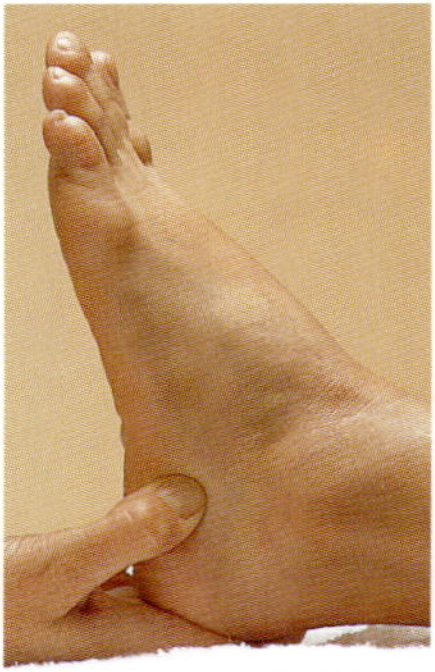

Les hanches

Cette zone est également valable pour les affections du haut de la cuisse. Elle est située sur le côté externe du pied et s'étend en demi-cercle du talon jusqu'à la zone réflexe des genoux.

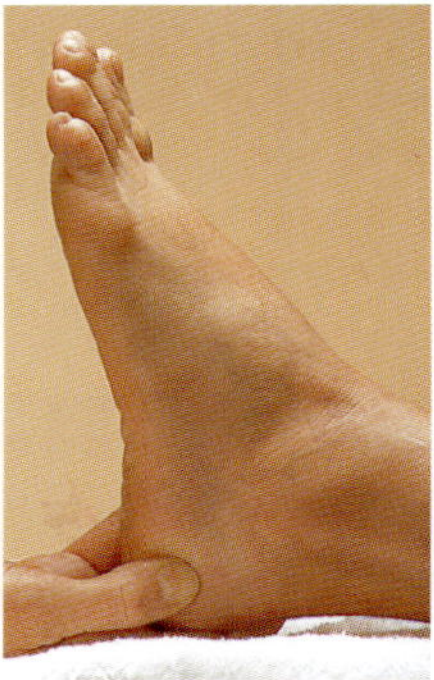

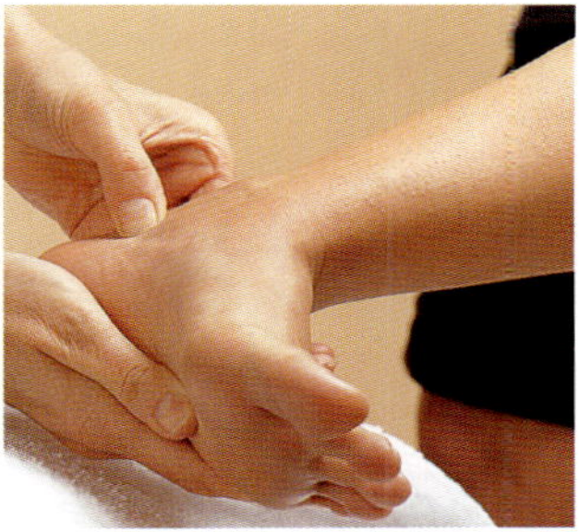

Utérus/prostate

Ces zones se trouvent de l'autre côté du pied, au même niveau que les ovaires/testicules.

Ovaires/testicules

Ces zones sont situées sur le côté externe du pied, à mi-chemin entre l'arrière du talon et l'extrémité de l'os de la cheville.

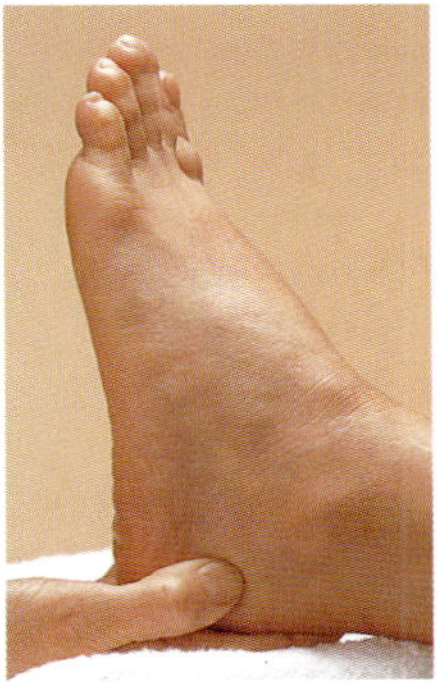

Les glandes lymphatiques

Les zones réflexes des glandes lymphatiques supérieures, thoraciques, pelviennes et axillaires (aisselles) sont situées sur le haut du pied et sont réparties, conformément à leur position dans le corps, entre la base des orteils et les chevilles.

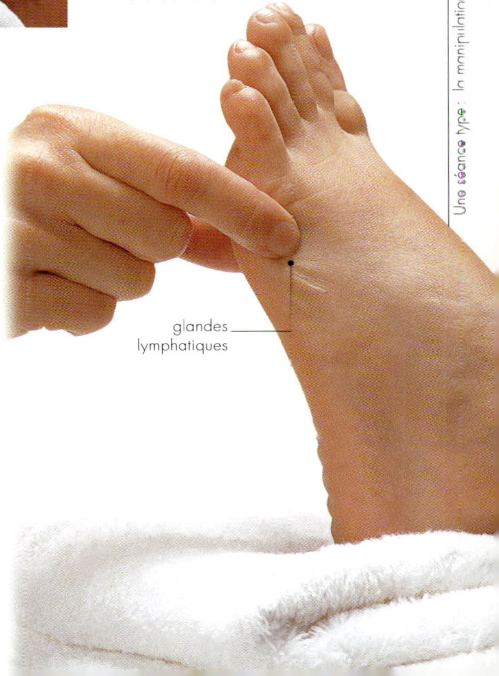

La relaxation du pied

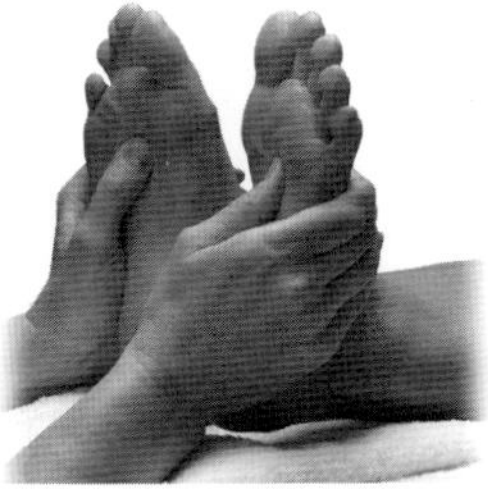

Diminuer la tension
Les exercices du pied relaxent le patient à la fin de la séance.

Après avoir été l'objet d'un traitement soigné et intégral, les pieds doivent être suffisamment détendus et aptes à se mouvoir aisément et librement. C'est dans ce but qu'une série d'exercices est pratiquée à la fin de la séance et ce, pour renforcer l'effet relaxant du traitement. Bien qu'ils constituent une phase essentielle d'une séance de réflexologie, ces exercices de relaxation ne prennent que peu de temps. En tout et pour tout, il suffit de leur consacrer trois minutes environ.

Les exercices courants

Ces exercices renforcent les effets globaux du traitement et aident le patient à effectuer une bonne « sortie » de traitement. Certains réflexologues utilisent ces exercices pour relaxer des patients trop nerveux. Ils sont également indiqués si, suite à des dysfonctionnements corporels, les zones réflexes du pied sont hypersensibilisées.

En même temps que la manipulation des parties successives du pied, un effet d'étirement se fait sentir dans les parties concernées du corps, éliminant ainsi les restes de tension et de raideur.

La séquence débute avec les orteils que l'on fait pivoter un par un, dans une direction puis dans l'autre. Cette opération soulage les tensions dans la région du cou. Un gros orteil particulièrement raide est également l'indice d'un cou tendu. Dans ce cas, il ne faut pas le faire pivoter trop rapidement : de même que lorsque l'on tourne la tête trop rapidement, le fait de faire excessivement pivoter le gros orteil peut provoquer un étourdissement.

Le praticien effectue ensuite une torsion le long de chaque pied, ce qui équivaut à tirer les épaules vers l'arrière et pousser les organes de la poitrine et de l'abdomen vers l'avant. L'étape suivante consiste à pétrir la voûte plantaire pour faire travailler le diaphragme et le reste du corps. Enfin, le praticien fait délicatement pivoter les chevilles dans une direction puis dans l'autre. Afin de maintenir les chevilles relaxées, il est primordial que ce soit le praticien qui contrôle cette rotation, et non pas le patient. Ces rotations délicates aident à relâcher toute tension dans la région pelvienne et libèrent le flux énergétique dans tout le corps.

Timing

Il est préférable de pratiquer ces exercices à la fin de la séance. A ce moment, en effet, les pieds sont déjà relaxés et les mouvements peuvent être exercés sans contrainte.

LA RELAXATION DU PIED PAS À PAS

Pendant les exercices de relaxation, le réflexologue doit constamment s'assurer que ses prises sont les bonnes. De la sorte, le patient demeure dans une position confortable et le praticien n'a pas de peine à soutenir le pied qu'il manipule. Un bon support du pied est important car il participe au processus de relaxation et permet d'éviter tout sentiment de gêne ou de contrainte pour le patient.

La rotation des orteils

Les orteils sont manipulés depuis leur extrémité pendant que l'autre main les maintient fermement à leur base en sécurisant l'articulation entre les métatarses et les phalanges.

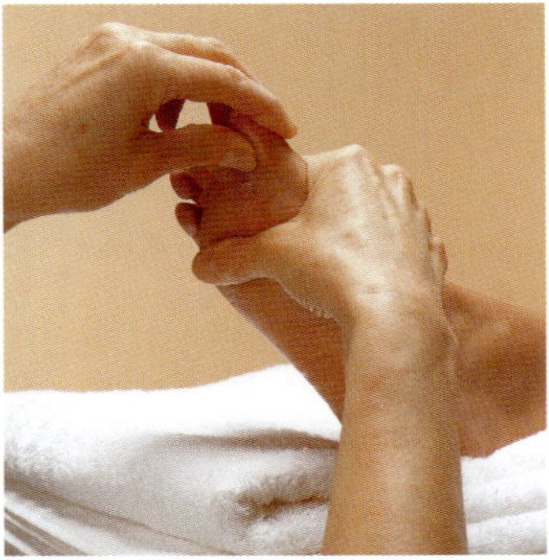

Les torsions

Les deux mains effectuent l'action de torsion. Une main supporte par en-dessous, les doigts enroulés du pied, tandis que l'autre main recouvre la face interne du pied. Les deux pouces restent sur la voûte plantaire.

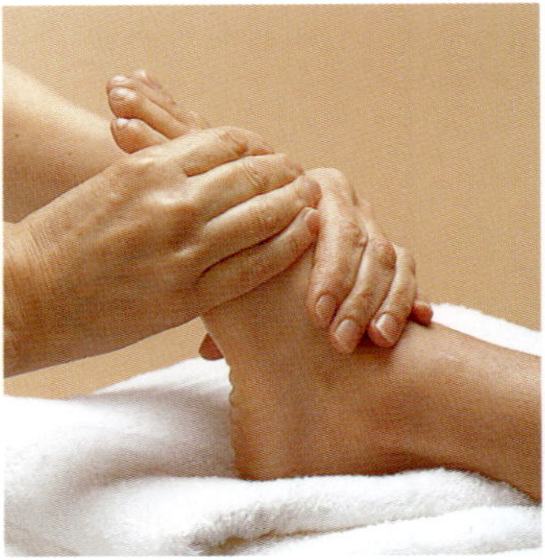

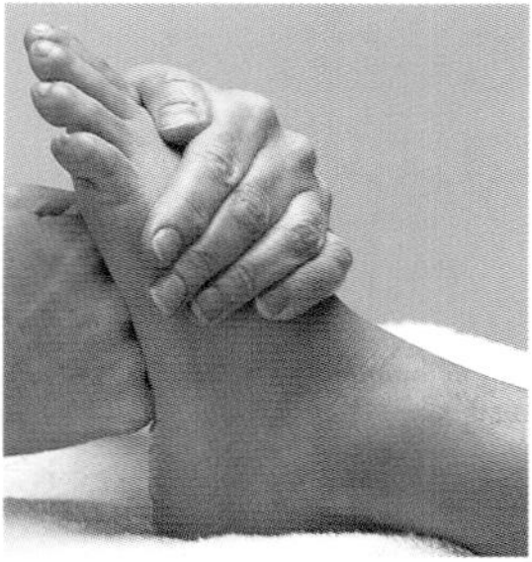

Le plexus solaire (respiration)

Cette étape, décrite plus bas en détail, est importante car elle apporte un profond état de relaxation.

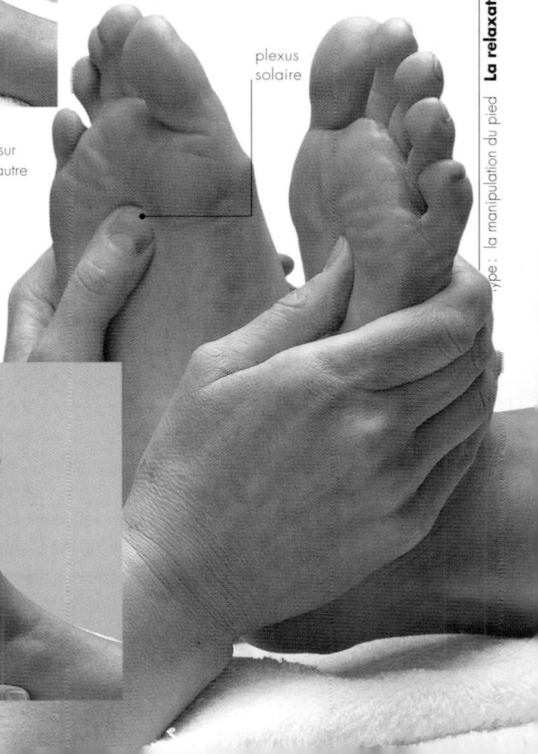

Le pétrissage

La main de support est placée sur le haut du pied pendant que l'autre main exécute le pétrissage.

Le rotation de la cheville

Une main est placée sous le talon pendant que l'autre main, depuis les orteils, applique au pied des mouvements rotatoires.

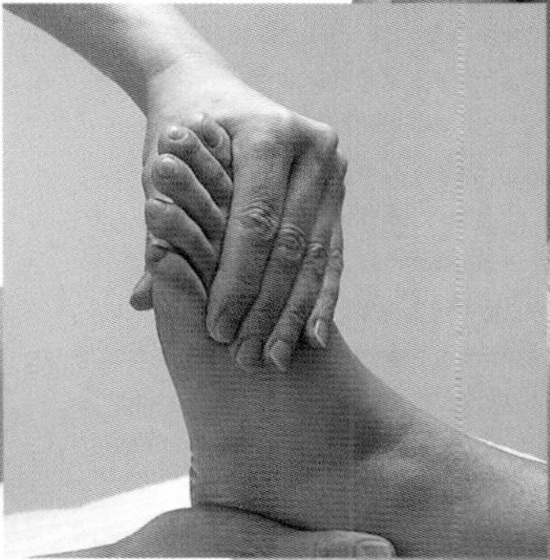

Conclure une séance de réflexologie du pied

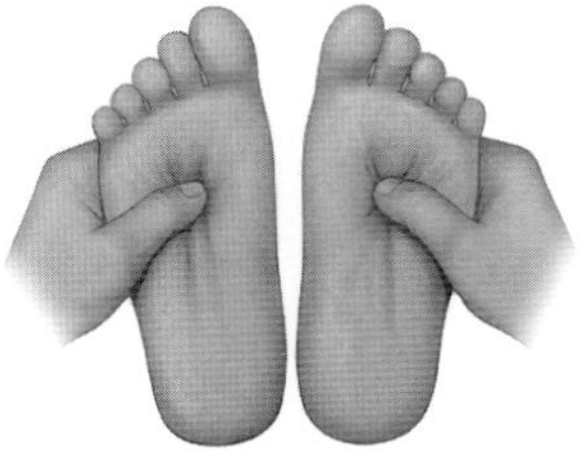

La phase finale
La manipulation du plexus solaire conclut la séance.

La partie active de la séance se conclut par un exercice dénommé respiration du plexus solaire.

La respiration du plexus solaire

Le praticien soutient les deux pieds en les prenant par le milieu de leur face externe. Il appuie ses doigts sur le dos de chaque pied pendant que les pouces sont placés sur la zone réflexe du plexus solaire. En même temps que le patient inspire profondément, une ferme pression est exercée sur cette zone réflexe et les pieds sont légèrement poussés vers le haut. Parallèlement à l'expiration du patient, la pression est progressivement relâchée et les pieds retournent à leur position initiale.

Cette séquence est répétée quatre ou cinq fois afin de permettre au praticien de contrôler la respiration du patient et de favoriser une relaxation complète.

Discussion et planification

Les dernières minutes de la séance sont mises à profit pour discuter des progrès accomplis et pour programmer les étapes suivantes. Cet entretien est l'occasion d'échanger ses impressions. Comment le patient s'est-il senti pendant le traitement ? Comment se sent-il à présent ? Quels enseignements a tiré le réflexologue de la séance ? Que peut-il dire sur l'état de santé et l'équilibre énergétique de son patient ? Si nécessaire, les prochaines séances peuvent être planifiées et le réflexologue peut également informer le patient des effets attendus du traitement dans les prochaines heures et les jours suivants. Afin de garder une trace des progrès de la thérapie, le patient peut également tenir un carnet.

Les effets secondaires

Bien que diversifiés, des effets secondaires communs peuvent inclure une légère nausée, un écoulement du nez consécutif au dégagement des sinus ou encore un besoin plus fréquent de se rendre aux toilettes et proportionnel à l'élimination des toxines. Ces effets se dissipent généralement dans les 48 heures et sont le signe que le traitement a réellement opéré.

La crise de guérison

Un retour temporaire à l'état de santé ou « crise de guérison » est souvent indiqué par une toux ou une allergie et montre que le corps se débarrasse de ses toxines. Une telle crise peut également être causée par un traitement exagéré.

UNE SÉANCE TYPE:
LA MANIPULATION DE LA MAIN

Un réflexologue peut choisir de traiter la main plutôt que le pied si ce dernier ne peut être manipulé aisément ou efficacement en raison, par exemple, d'une infection généralisée. Plus rarement, certains patients dont les pieds sont extrêmement sensibles ou chatouilleux privilégient une manipulation des mains. Un traitement des mains correspond à celui des pieds mais, en raison de la moindre taille des mains, est plus bref. Un tel traitement peut également être moins efficace. De nombreuses personnes se traitant elles-même considèrent la manipulation des mains plus aisée.

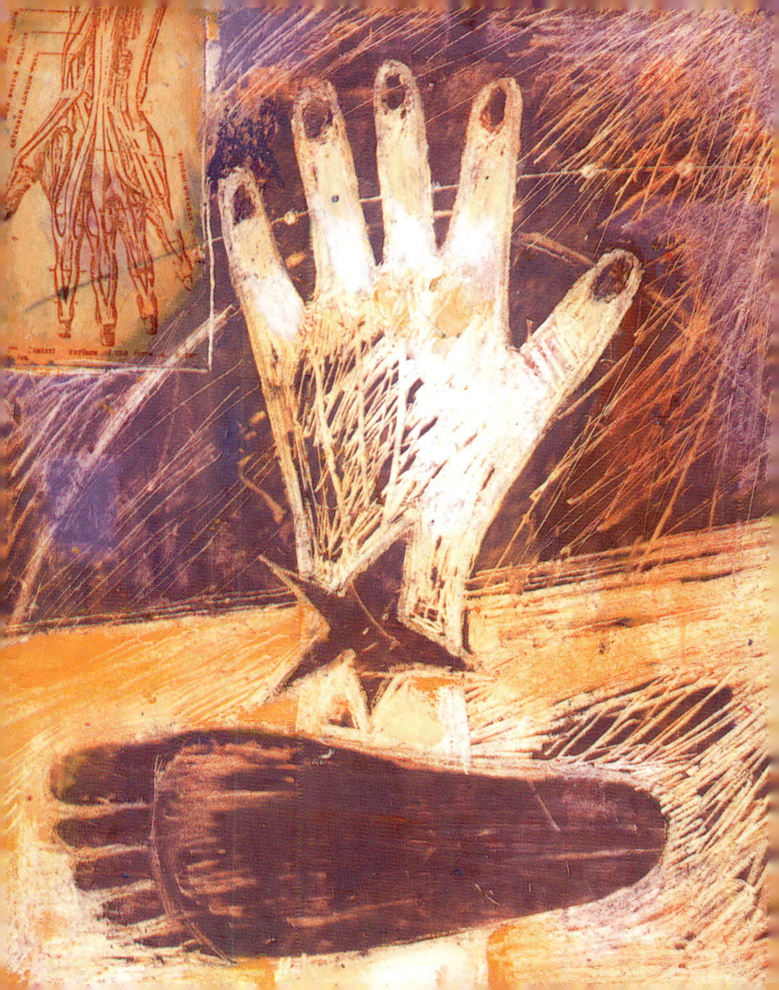

Exercice complet de la main

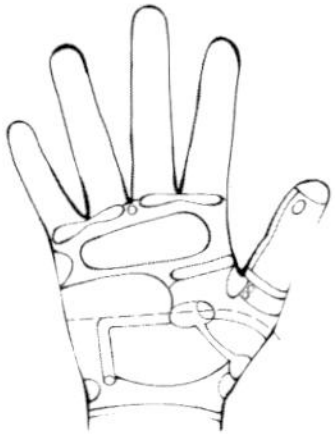

Traitement de la main
Un traitement complet du corps par la main devrait être effectué par un réflexologue.

Que ce soit pour la main ou pour le pied, les principes régissant le traitement réflexologique demeurent les mêmes. Sur la main, les zones longitudinales sont distribuées de la même manière, de la zone 1 sur le pouce à la zone 5 sur l'auriculaire. Les zones transversales de la main sont moins importantes que celles du pied et n'ont pas une relation aussi claire vis-à-vis de la structure osseuse. En raison de la moindre taille des mains, certaines zones réflexes sont plus difficiles à localiser, notamment les plus petites.

Le traitement

Durant une séance, toutes les zones réflexes de la main sont manipulées avec soin. Certaines zones, très sensibles au début du traitement, deviendront moins douloureuses au fur et à mesure que l'organe qui leur est lié commence à réagir à la manipulation.

Une manipulation des mains prend moins de temps qu'une manipulation des pieds. Il y a en effet moins de surface à couvrir. Par ailleurs, les zones réflexes de la main sont plus petites que celles du pied et le réflexologue devra donc travailler avec encore plus de soin et de précision.

L'autotraitement

Bien que certaines zones réflexes soient plus accessibles dans le cadre d'un autotraitement, leur localisation difficile les rend néanmoins plus adaptées à un traitement localisé qu'à un traitement global que seul un réflexologue est apte à mener dans de bonnes conditions. Il n'en reste pas moins qu'il demeure plus pratique de recourir aux mains pour se traiter soi-même. Une telle séance peut être menée à tout moment, entre deux séances de traitement du pied ou pour soulager une attaque ponctuelle d'anxiété.

La séquence

Certains praticiens commencent par la main gauche, d'autres passent d'une main à l'autre. La plupart des réflexologues, pourtant, débutent avec la main droite et reviennent éventuellement sur des zones difficiles en fin de séance.

Le traitement commence avec la tête et le cerveau, représentés sur le haut et le côté du pouce, et progresse régulièrement vers le poignet.

Les différences

Bien que la majeure partie des organes soit représentée sur les deux mains, certains organes centraux, comme le cœur ou le foie, ne sont localisés que sur une seule main.

LA MAIN DROITE 1 • PRATIQUE

Le traitement de l'hypophyse participe à la régulation et à l'équilibrage des hormones produites par les glandes endocrines. Le reste du cerveau, puis la colonne vertébrale sont ensuite abordés. Ces zones sont importantes pour tout type de mal de tête, migraines incluses, pour les douleurs et les raideurs du cou et pour les douleurs du milieu du dos.

Le crâne

Le crâne et le cerveau sont localisés sur la pulpe du pouce, juste devant l'ongle.

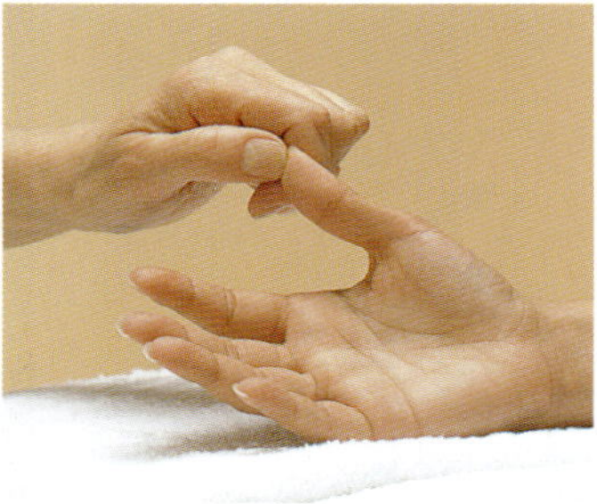

Les tempes

Les tempes et les régions associées au cerveau sont représentées sur le côté interne du pouce, parallèlement à l'index.

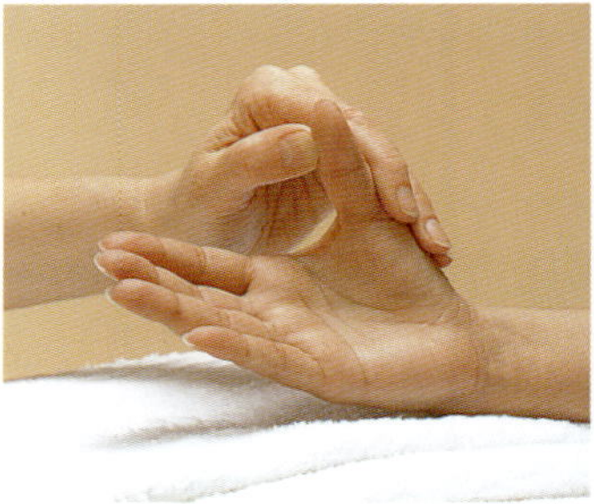

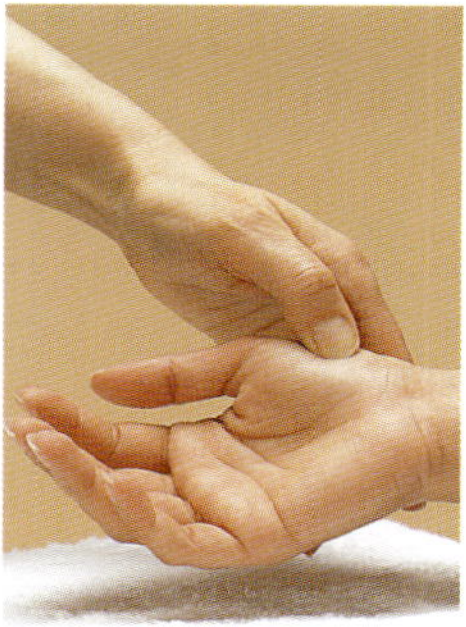

La colonne thoracique

Elle est localisé sur la paume, juste en-dessous de la base de l'os du pouce.

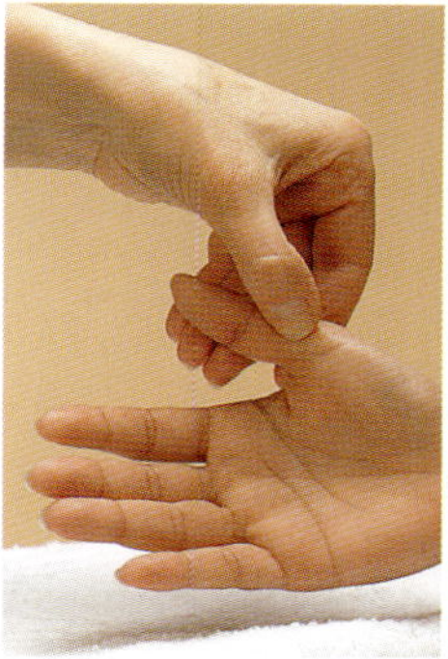

Le cou

La gorge et la nuque sont respectivement eprésentées devant et derrière le pouce, à la onction avec la main.

L'hypophyse

L'hypophyse, parfois décrite comme « le chef d'orchestre des hormones » est localisée au centre de la pulpe du pouce.

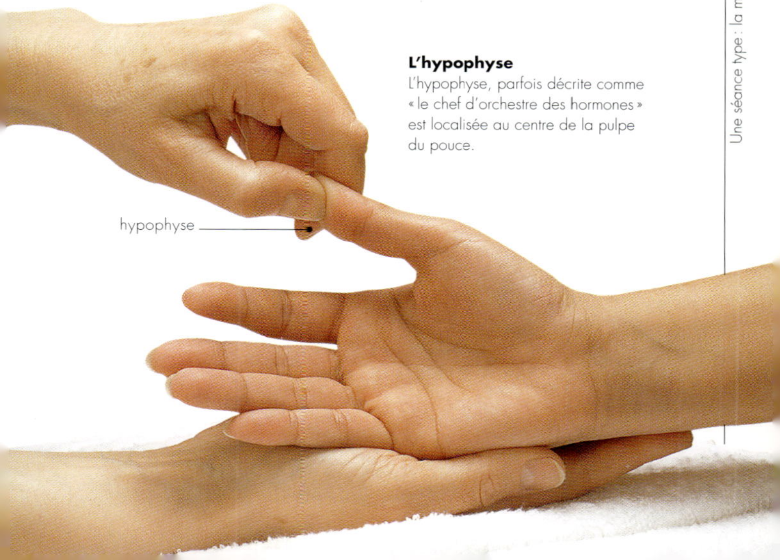

La main droite 2 • Théorie

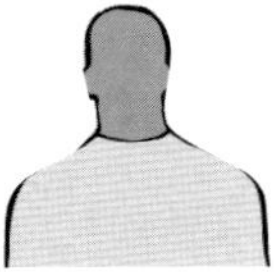

La tête

Tous les points réflexes de cette zone doivent être manipulés avec une extrême précision.

La trompe d'Eustache (qui relie les oreilles et la gorge), les sinus (les cavités remplies d'air en-dessous et au-dessus des yeux) et tous les autres organes du visage sont localisés sur des zones réflexes très petites qui requièrent une manipulation précise.

Le visage, les dents et les gencives

Traiter les zones du visage aide à relaxer les muscles et à soulager les douleurs névralgiques ainsi que des problèmes mineurs, mais déplaisants, comme les aphtes. Le travail des zones des dents et des gencives permet de les maintenir en bonne santé et de les traiter.

Les sinus et la trompe d'Eustache

Les sinus et la trompe d'Eustache doivent être dégagés. Un rhume ou une allergie telle que la rhinite peuvent les congestionner et les infecter, causant ainsi des douleurs et des problèmes respiratoires et auditifs.

Les yeux et les oreilles

En se déplaçant du pouce vers la paume, le praticien aborde les zones représentant les yeux et les oreilles. L'objectif, ici, est de lever tout blocage ou déséquilibre énergétique susceptible de diminuer les facultés oculaires et auditives du patient et de faire œuvre préventive.

La réflexologie soulage les irritations de l'œil telles que la conjonctivite. Le traitement de l'oreille aide le corps à combattre les infections, soulage les problèmes de sifflement de l'oreille et améliore les problèmes d'équilibre et de vertige.

En association avec la manipulation des zones du cerveau, le traitement des yeux et des oreilles est susceptible d'aider les patients ayant une vision ou une ouïe limitée à interpréter d'une meilleure manière ce qu'elles peuvent encore voir et entendre.

Si ces zones sont spécifiquement affectées, le réflexologue les manipulera une fois encore avant la fin du traitement.

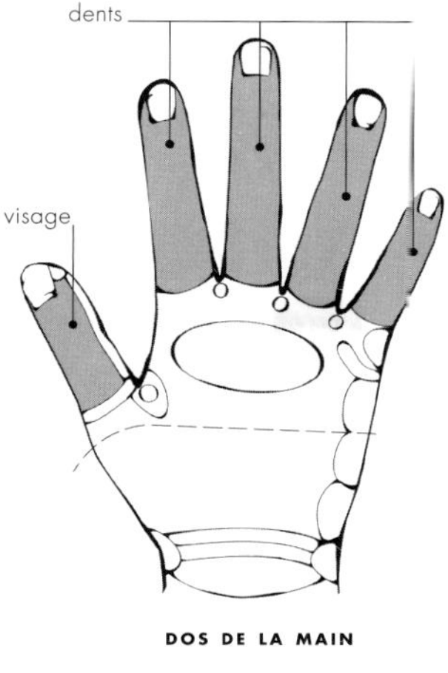

DOS DE LA MAIN

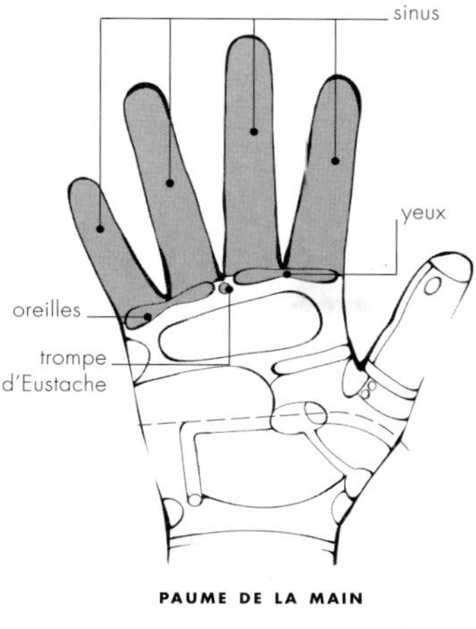

PAUME DE LA MAIN

LA MAIN DROITE 2 • PRATIQUE

La zone réflexe du visage se situe sous la base de l'ongle du pouce. Les zones réflexes des dents occupent la même position, mais sur les doigts. La trompe d'Eustache se trouve normalement à la jonction de l'annulaire et de l'auriculaire, là où la paume débute. Sous les deux autres doigts se situent des petites zones réflexes représentant les yeux et les oreilles. Les zones des sinus se trouvent sur l'avant et le côté des doigts.

Le visage

Cette zone se situe à la base de l'ongle du pouce.

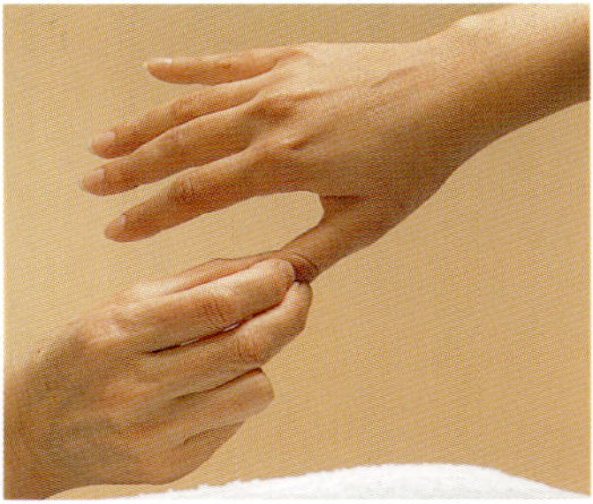

Les dents

Les zones des incisives sont sur l'index. Les prémolaires et les molaires se répartissent sur les autres doigts.

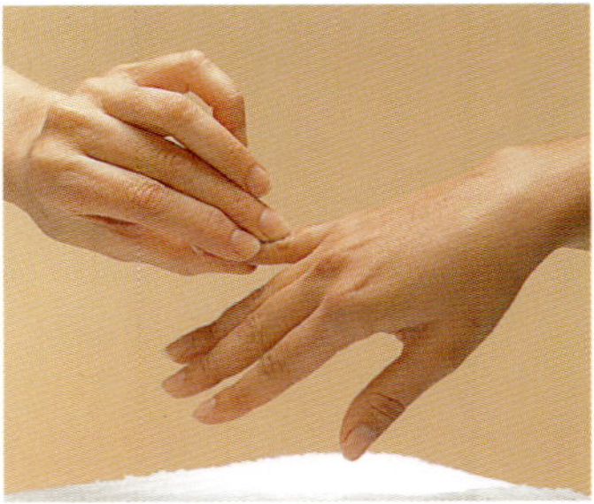

Les yeux
La zone des yeux se situe à la jonction du majeur et de l'annulaire.

Les sinus
Les zones des sinus sont sur le côté des doigts, juste sous la première articulation.

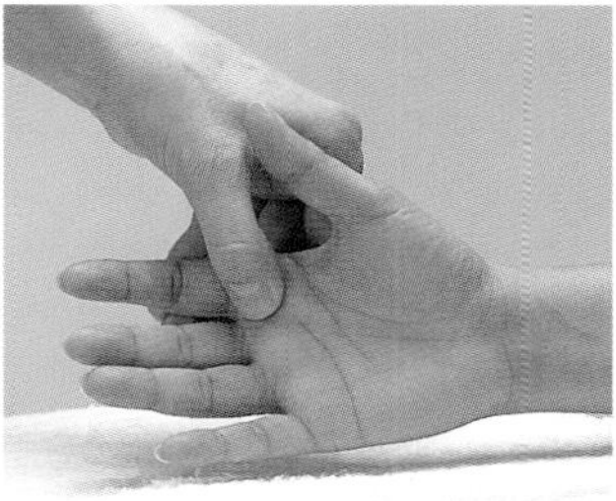

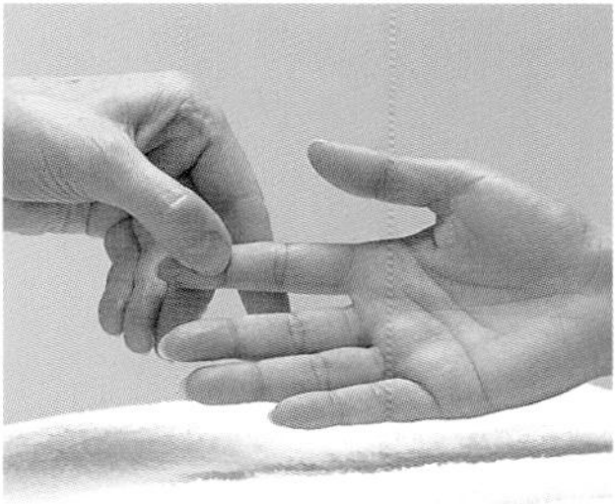

Les oreilles
Les zones de l'oreille se situent sur la paume, sous la jonction de l'annulaire et de l'auriculaire.

La trompe d'Eustache
La trompe d'Eustache se situe entre le majeur et l'annulaire; elle se rencontre parfois, dans une position similaire, sur le dos de la main.

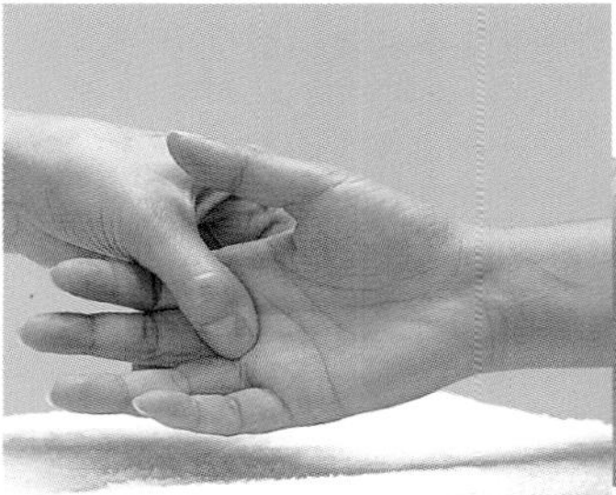

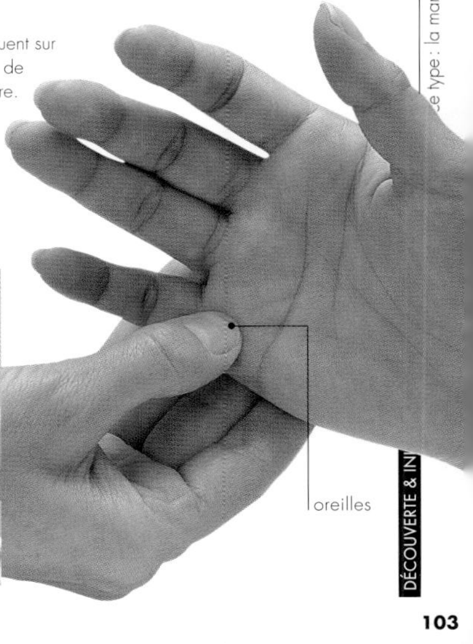

La main droite 3 • Théorie

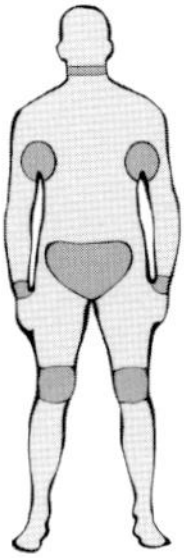

Les organes vitaux
Rééquilibrer l'énergie dans ces zones améliore le bien-être.

La suite du traitement de la main droite inclut la manipulation des zones relevant du corps entier et des zones propres à cette main. Parmi les plus importants de ces organes, on trouve ici le foie, la vésicule biliaire et les parties supérieures du côlon. Si l'un de ces organes souffre de dysfonctionnement, la zone réflexe associée peut être légèrement sensible et le patient est susceptible de souffrir de problèmes digestifs et d'un vague malaise général. Le patient peut également se révéler peu résistant aux infections si la rate, un élément important du système digestif, est atteinte. La rate produit en effet les lymphocytes qui aident à combattre les infections.

Les glandes lymphatiques

Elles jouent un rôle important dans la lutte contre les infections. Les glandes lymphatiques sont en effet une sorte de filtre qui piège les bactéries et autres micro-organismes. Elles se situent sur différentes parties du corps (cou, aisselles, abdomen) et chacune d'entre elles est représentée par une petite zone réflexe sur le dos de la main. La lymphe est un fluide empruntant les canaux lymphatiques et transportant les toxines et les autres déchets produits par les cellules sanguines. La lymphe est ensuite purifiée dans les glandes avant de retourner dans le circuit de la circulation sanguine. Pour stimuler un bon drainage lymphatique, le praticien manipule une zone réflexe située sur le dos de la main, juste sous la jonction du pouce et de l'index.

Blessures

La manipulation de la main peut être utile quand une blessure rend la manipulation du pied impraticable. Ainsi, une blessure à droite du genou ou de la hanche (ou une arthrite de ces zones) sera traitée avec la main droite. Ceci peut également se révéler approprié pour traiter des personnes âgées. Une manipulation soignée de ces zones soulage les douleurs et réduit les problèmes de raideurs ou de manque de mobilité.

Les organes génitaux

Les zones réflexes des organes génitaux masculins et féminins se situent autour du poignet. Le traitement de ces zones maintient le bon fonctionnement de la sexualité et, en équilibrant les énergies, prévient des symptômes tels que des règles douloureuses pour la femme ou des problèmes de prostate pour l'homme. La fertilité peut également être stimulée.

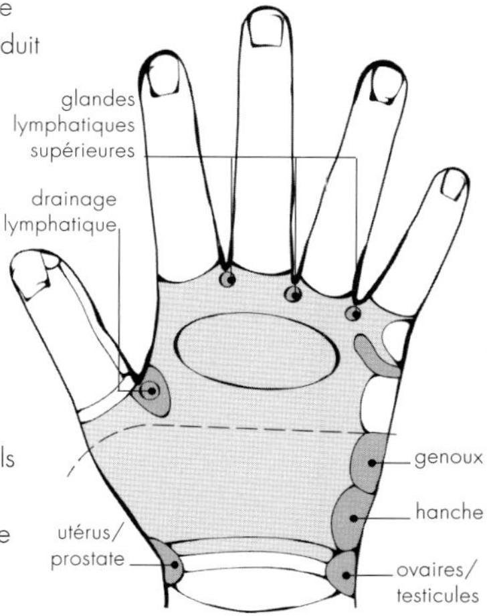

DOS DE LA MAIN

LA MAIN DROITE 3 • PRATIQUE

Les zones réflexes de la hanche et du genou (qui représentent également les parties supérieures et inférieures de la jambe) se trouvent sur le dos de la main. Juste sous la zone de la hanche, à la jonction de la main et du poignet, se trouve la zone pour les ovaires et les testicules. Avant le poignet, sur la face interne de la main, se situe la zone pour l'utérus et la prostate. Le système lymphatique est représenté sur le dos de la main.

Le genou

La zone du genoux est proche du côté intérieur, sous l'auriculaire et entre sa base et le poignet.

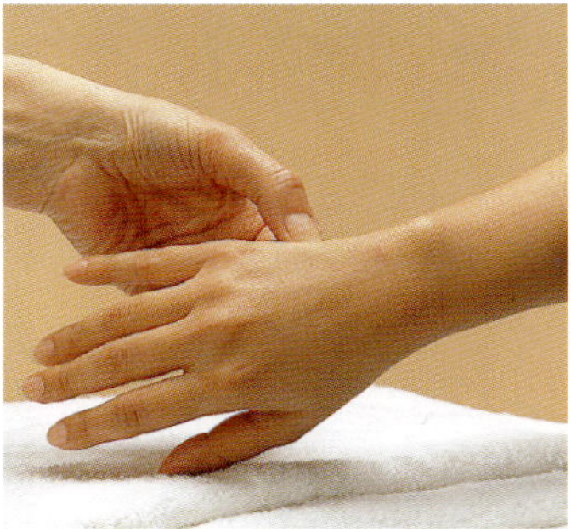

La hanche

La zone de la hanche se trouve sous celle du genou, plus proche du poignet. Les problèmes liés à la cuisse sont également traités ici.

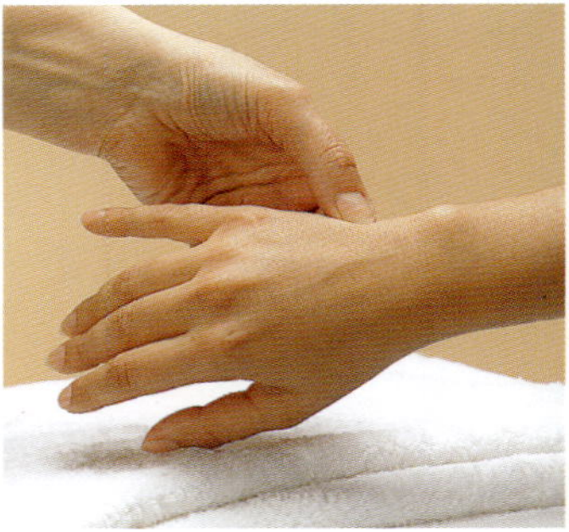

Utérus/prostate

Ces zones, communes à l'homme et à la femme, s'étendent de la paume au dos de la main.

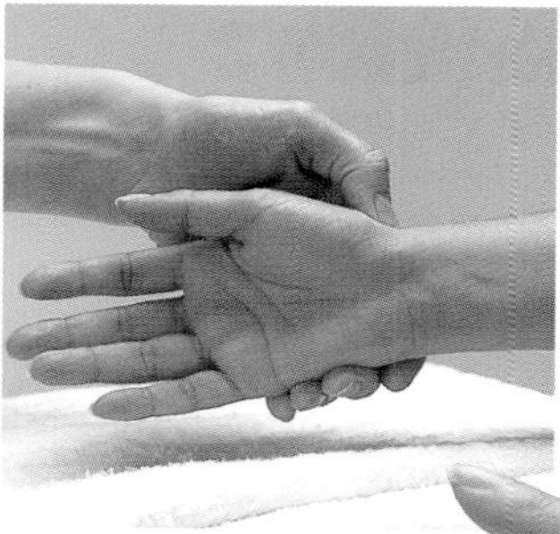

Ovaires/testicules

Ces zones, situées sous celle de la hanche, s'enroulent autour de la main, en partie sur la paume, en partie sur le dos de la main.

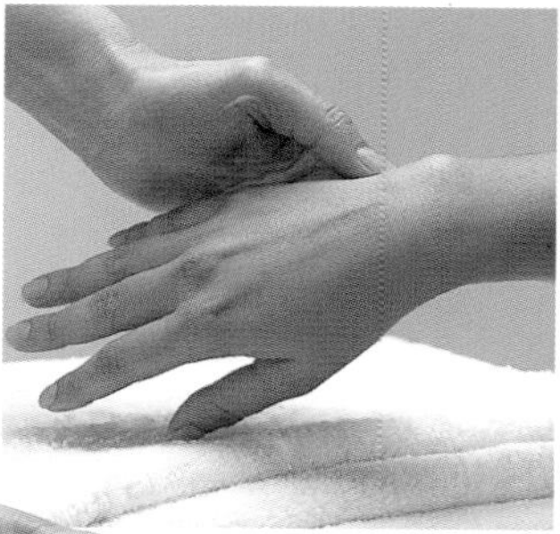

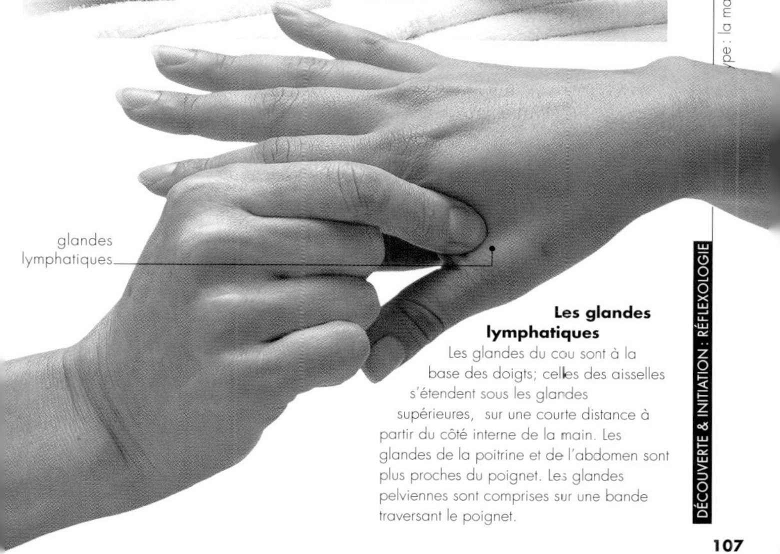

Les glandes lymphatiques

Les glandes du cou sont à la base des doigts; celles des aisselles s'étendent sous les glandes supérieures, sur une courte distance à partir du côté interne de la main. Les glandes de la poitrine et de l'abdomen sont plus proches du poignet. Les glandes pelviennes sont comprises sur une bande traversant le poignet.

La main gauche • Théorie

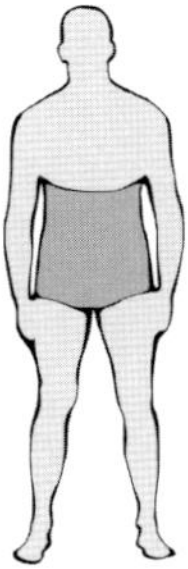

Des zones réflexes uniques
Le cœur et des sections du système digestif sont uniquement représentés sur la main gauche.

En passant à la main gauche, le praticien manipule à nouveau les zones déjà présentes sur la main droite et aborde les zones uniquement présentes sur la main gauche.

Le cœur

Une des zones réflexes majeures de la main gauche est celle du cœur. Elle est située en zone 2 et 3, à environ 2,5 centimètres sous les doigts. La zone réflexe du cœur doit être maniée avec précaution, particulièrement dans le cas de patients souffrants de problèmes cardiaques. De plus, la manipulation de cette zone ne doit pas être exagérée et ne se prête pas à l'autotraitement (sauf sous la supervision d'un réflexologue expérimenté). Une manipulation correcte favorise une bonne circulation sanguine, ce qui, à son tour, est vital pour un bon approvisionnement en oxygène et en éléments transportés par la sang, tout comme pour une élimination efficace des toxines et autres déchets tel que le gaz carbonique.

Le côlon

Comme pour les pieds, les zones réflexes du côlon sont divisées entre les mains droite et gauche. La section terminale du côlon extrait l'eau des aliments non digérés. Si le côlon souffre de dysfonctionnement, le patient peut être atteint de constipation ou de diarrhée et il peut se déshydrater. Sur la main gauche se trouvent la fin du côlon transverse, le côlon descendant et sigmoïde, et le rectum.

Les reins

Les reins extraient du sang un grand nombre de substances et transmettent les fluides inutiles à la vessie où ils sont ensuite transformés en urine. Le traitement de ces zones combat des infections telles que la cystite et soulage les problèmes urinaires causés par la prostate.

Les glandes surrénales

Ces deux glandes, situées au-dessus des reins produisent de nombreuses hormones (dont l'adrénaline) qui déterminent la réponse de l'organisme à diverses agressions, régulent le métabolisme et participent au contrôle de la réaction de l'organisme aux blessures et aux allergènes.

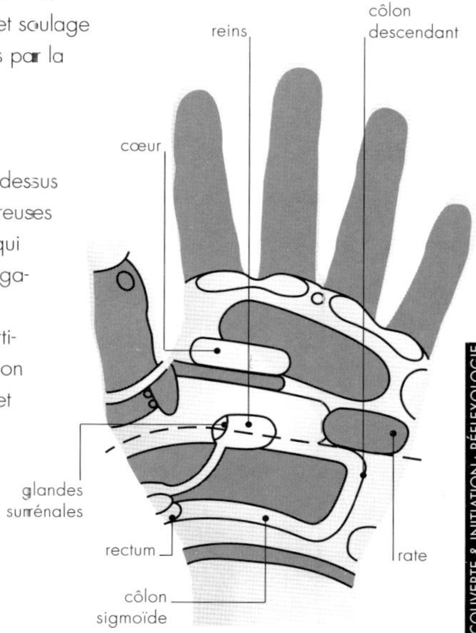

PAUME DE LA MAIN

LA MAIN GAUCHE • PRATIQUE

Les zones réflexes du cœur et de la rate se situent sur la paume de la main gauche. La zone du côlon transverse s'étend sur la paume et se dirige vers le poignet pour former la zone du côlon descendant avant de tourner de nouveau à angle droit pour former la zone du côlon sigmoïde. La zone réflexe du rectum se trouve en zone 1.

Le cœur

La zone du cœur se trouve en zones 2 et 3, juste au-dessus de la ligne du diaphragme.

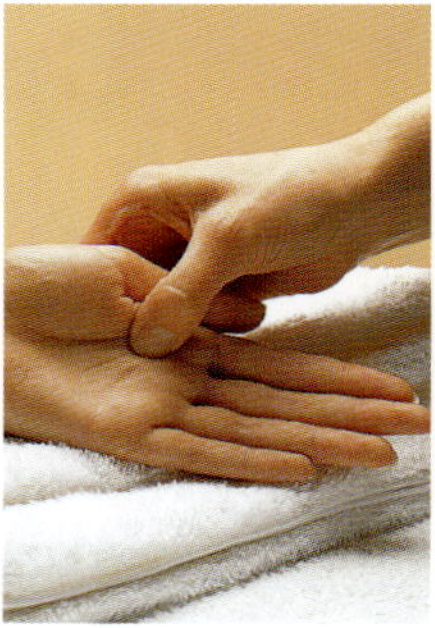

La rate

Elle est en zones 4 et 5, juste au-dessus de la ligne de taille.

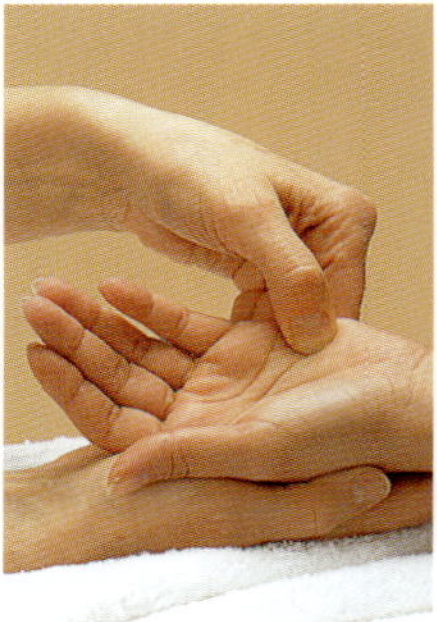

Les reins

Ils sont situés sur la paume en zones 2 et 3, autour de la ligne de taille.

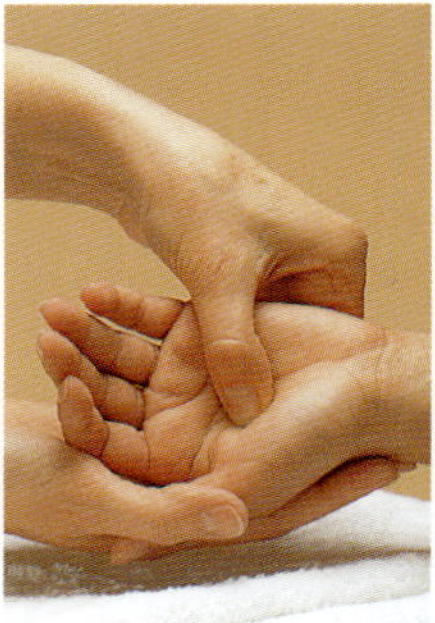

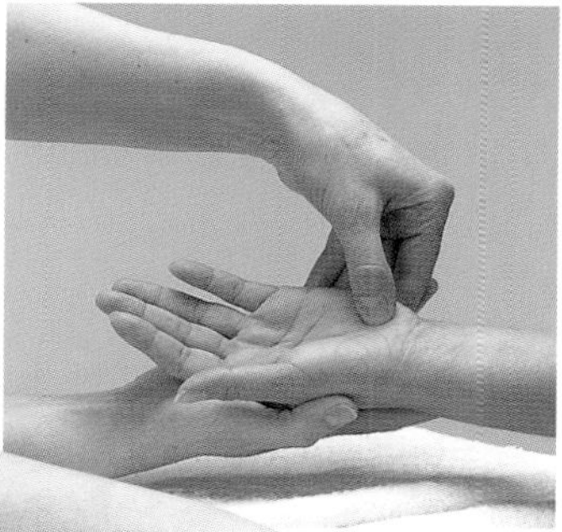

Le côlon

Le côlon transverse se situe à une courte distance de la base du pouce et des doigts. En zones 4 et 5, vers le poignet, il devient le côlon descendant. Après un angle droit, il traverse toutes les zones du poignet et devient le côlon sigmoïde. La zone réflexe du rectum est en zone 1 ; une extension de cette zone se trouve sur le dos du poignet.

Les glandes surrénales

Ces zones sont très petites et se trouvent sur la paume, au niveau de la ligne de taille, à côté des reins, mais en direction du pouce.

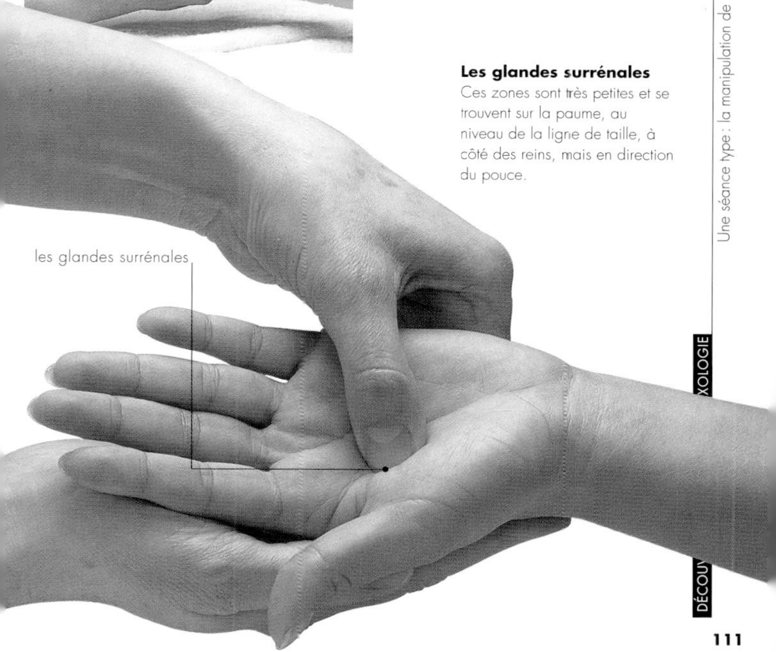

Comment traiter vos propres mains

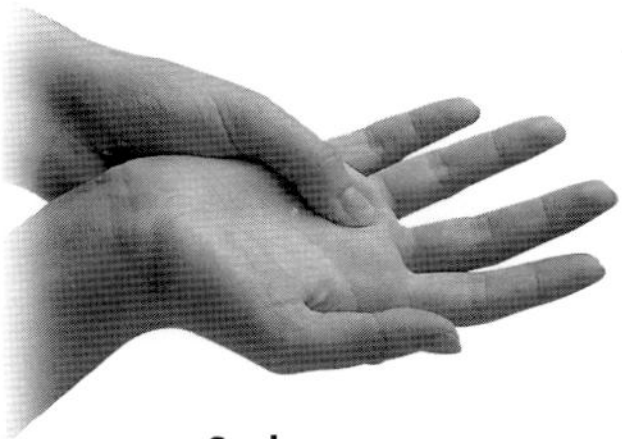

Soulager

Traiter vos propres mains est une forme utile de premiers soins.

Bien que l'autotraitement des mains ne remplace en aucun cas une manipulation complète opérée par un réflexologue, il peut être utile pour faire le pont entre deux séances ou pour soulager des symptômes spécifiques. Malgré sa difficulté, vous pouvez vous administrer un traitement complet tel que décrit dans les pages précédentes, ou vous pouvez vous concentrer sur les zones qui vous posent des problèmes particuliers.

Le traitement

Installez-vous dans un endroit calme où vous ne serez pas dérangé. Reposez votre main sur un coussin ou sur votre cuisse à une hauteur adéquate pour la manipulation. Appliquez un peu de talc sur la main que vous allez traiter. Pour localiser les zones réflexes, reportez-vous aux cartographies des pages 35–37. En raison de la taille modeste des mains, de nombreuses zones réflexes sont très petites et demandent beaucoup de précision.

En général, vous utilisez la pulpe de votre pouce pour exercer les pressions et les ajuster à vos réactions. N'oubliez pas de conserver votre pouce plié et ne pénétrez pas votre chair avec votre ongle. Pour certaines zones difficiles d'accès, utilisez la pulpe de votre index plutôt que celle de votre pouce.

Traitez toutes les zones réflexes et passez plus de temps sur celles qui sont sensibles ou liées aux problèmes dont vous souffrez. Une fois que vous en avez terminé avec la main droite, recommencez la même procédure avec la main gauche. Enfin, pratiquez les exercices de relaxation décrits dans les pages suivantes. Evidemment, vous ne serez pas en mesure de travailler simultanément les deux zones du plexus solaire.

Autotraitement

Après vous être familiarisé avec la position des zones réflexes sur vos mains, vous pourrez facilement traiter des problèmes comme les maux de tête ou du dos, quand et où vous voudrez. Cela peut être très efficace durant un traitement de réflexologie qui se concentre sur ce type de problèmes.

La relaxation

Il est difficile de se relaxer profondément lorsque vous vous traitez vous-même. Si vous vous sentez tendu ou stressé, n'hésitez pas à consulter un thérapeute professionnel.

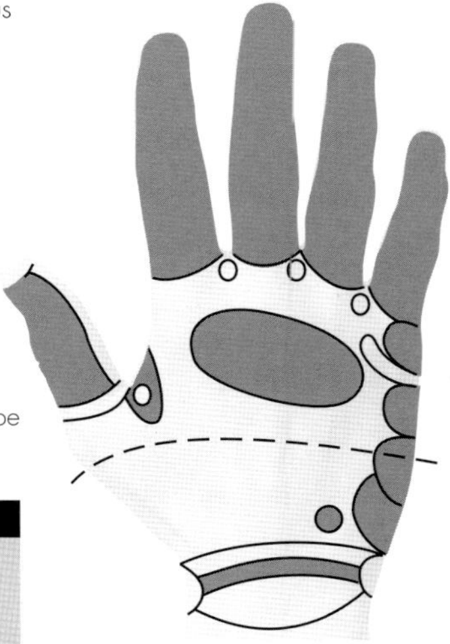

PAUME DE LA MAIN

LA RELAXATION DE LA MAIN

Après avoir terminé la manipulation des deux mains, la praticien va clore la séance par des exercices de relaxation. De même que pour les pieds, ces exercices sont faits à la fin de la séance lorsque les mains sont déjà en partie relaxées et souples. Ces exercices peuvent néanmoins être pratiqués en début de séance si le patient est particulièrement tendu.

La pression
Différentes formes de pression et de mouvement sont appliquées aux mains et aux doigts pour étirer les parties correspondantes du corps et pour que le patient opère une bonne « sortie » de séance.

Le pétrissage
Avec le poing, le praticien pétrit la paume puis fait pivoter les poignets pour dissiper les derniers blocages énergétiques.

La rotation
Les doigts de chaque main sont tournés dans les deux directions avant qu'une torsion ne soit effectuée sur la paume.

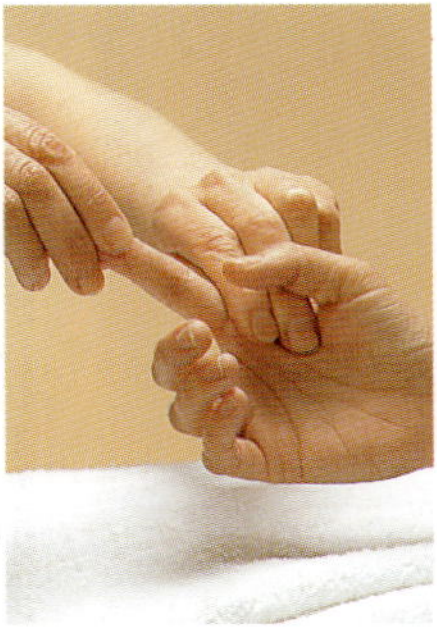

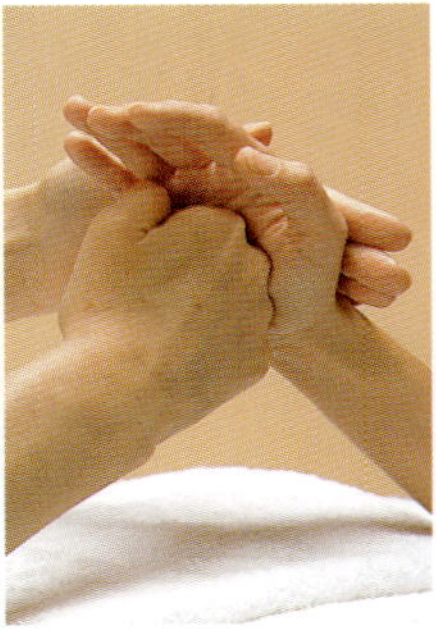

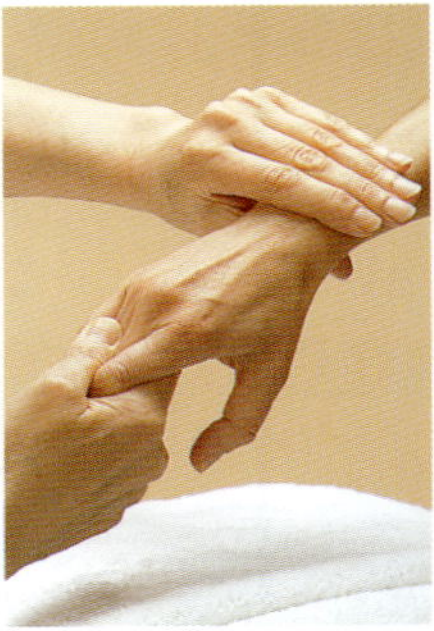

La respiration du plexus solaire

Elle implique un centre nerveux majeur dont la zone réflexe est située en zone 2 et 3, juste sous la ligne du diaphragme.

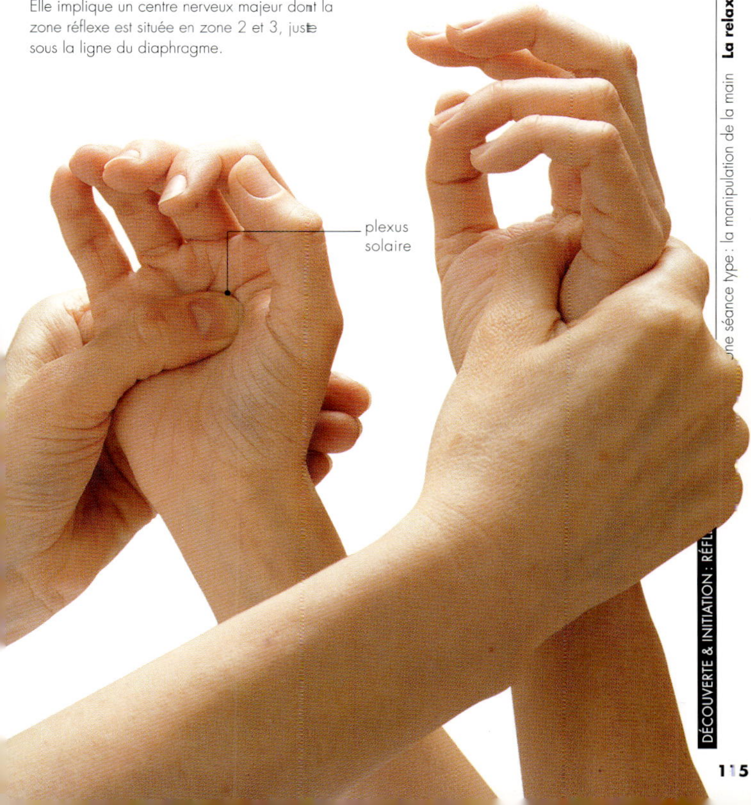

Conclure une séance de réflexologie de la main

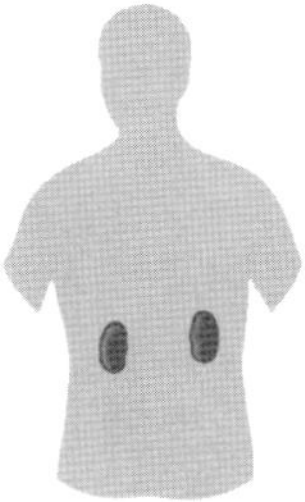

Excès de toxines
A la suite d'une séance de réflexologie, les reins peuvent être mis à contribution pour éliminer l'excès de toxines.

La partie active du traitement se conclut avec la respiration du plexus solaire qui calme et apaise le patient.

La respiration du plexus solaire

Le praticien place ses pouces sur les zones réflexes du plexus solaire situées sur les deux paumes en soutenant le dos de la main avec les doigts. La pression est exercée et relâchée en même temps que le patient inspire et expire. Parallèlement, les mains du patient sont soulevées vers lui, puis replacées dans leur position initiale.

Discussion et planification

Comme pour le traitement des pieds, les dernières minutes de la séance peuvent être consacrées à la discussion. Le traitement peut être évalué par les deux parties. Le patient peut décrire ses impressions, avant et après la séance. Le réflexologue peut revenir sur les zones particulièrement sensibles qui sont le signe d'un dysfonctionnement et expliquer au patient la suite du traitement.

Les effets secondaires

Le thérapeute évoque également les effets secondaires qui peuvent se manifester après le traitement. Bien qu'ils diffèrent selon les cas, des effets secondaires communs peuvent être un léger sentiment de nausée, un

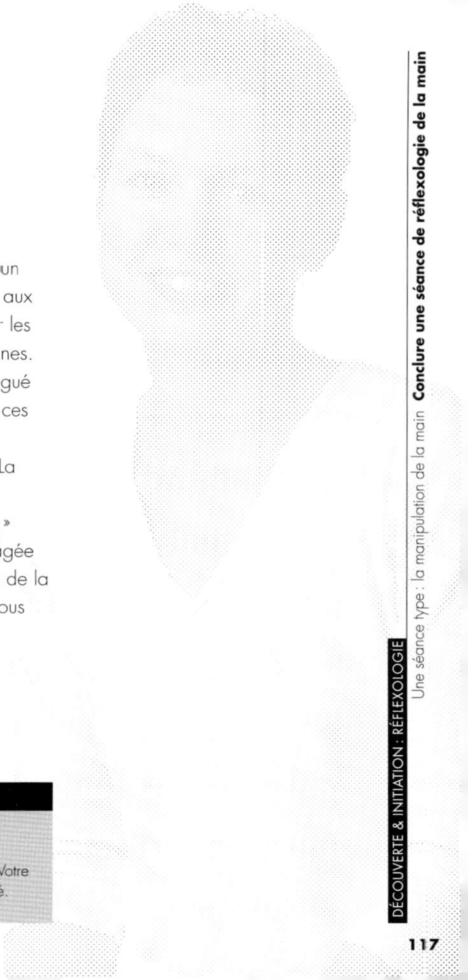

écoulement de nez consécutif au dégagement des sinus ou encore un besoin plus pressant de se rendre aux toilettes induit par l'élimination par les reins et l'intestin de l'excès de toxines. Le fait de se sentir régénéré ou fatigué sont des réactions courantes. Tous ces effets secondaires disparaissent normalement dans les 48 heures. La manifestation d'effets secondaires constituant une « crise de guérison » (cf. p.93) est généralement envisagée comme indiquant les effets positifs de la séance de réflexologie (même si tous les patients ne les éprouvent pas)

Signaler

Si vous éprouvez des effets secondaires sérieux et prolongés, informez-en votre réflexologue lors de le séance suivante. Votre traitement a peut être besoin d'être ajusté.

SOIGNER PAR LA RÉFLEXOLOGIE

Durant une séance, toutes les zones réflexes sont manipulées. Cependant, les zones liées à des symptômes précis font l'objet d'une attention particulière. Le réflexologue prend en compte tous les aspects de la vie de son patient, sa personnalité et les affections précises dont il souffre. En rétablissant un équilibre énergétique naturel et sain, la réflexologie stimule les défenses propres du corps. Parfois, le traitement est concentré sur des zones particulières afin de soulager des symptômes précis. Un autotraitement de ces zones est également possible. Néanmoins, une séance complète de réflexologie, incluant la manipulation de zones spécifiques, est plus à même d'atteindre de meilleurs résultats. Pour une cartographie exhaustive des zones réflexes, reportez-vous aux pages 30–37.

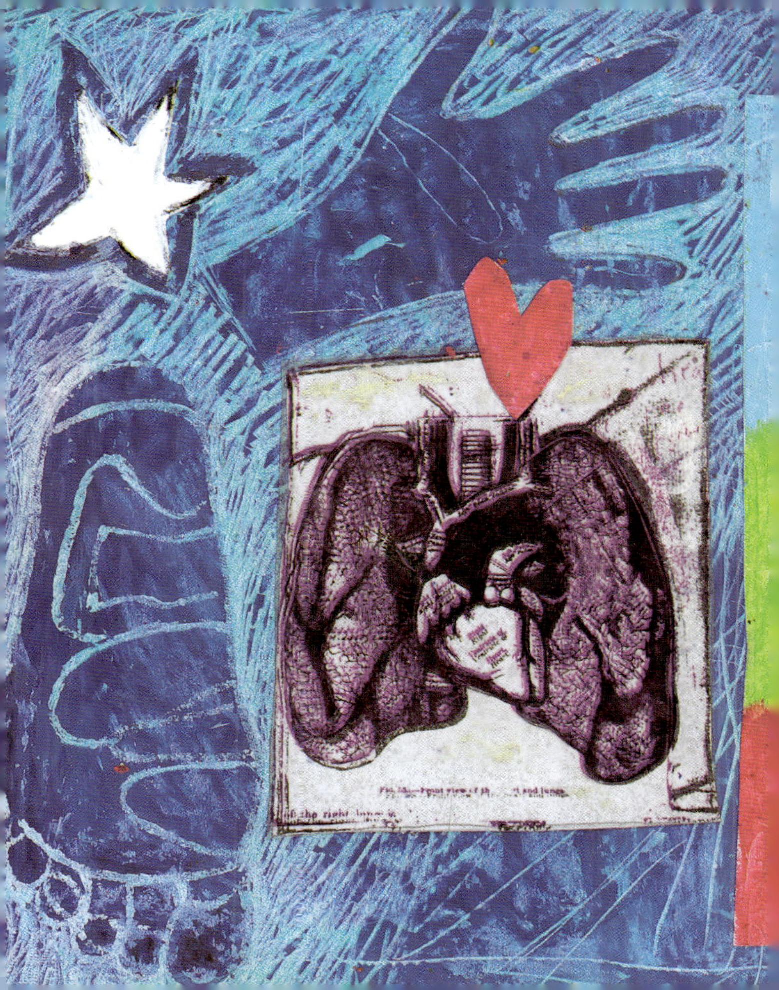

Les troubles respiratoires

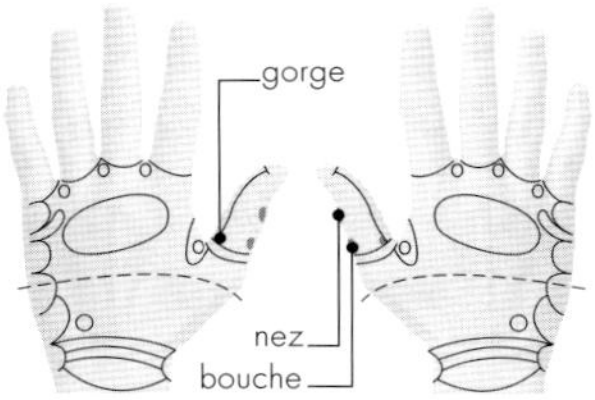

DOS DE LA MAIN

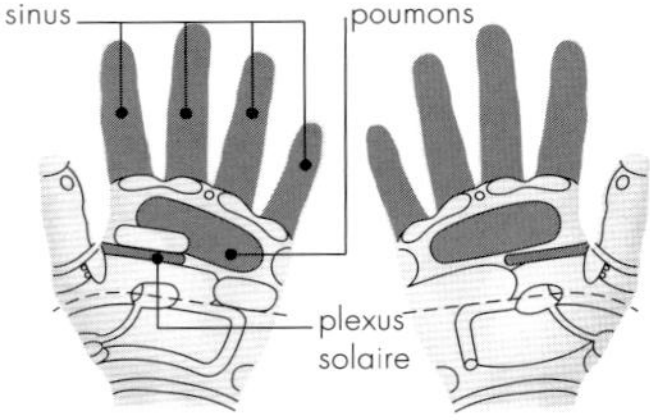

PAUME DE LA MAIN

Les troubles respiratoires, extrêmement courants, peuvent être causés par de très nombreux facteurs et, dans le cas d'affections telles que l'asthme, peuvent être aggravés par le stress ou le style de vie.

Les causes

La majorité des infections respiratoires sont causées par des virus; parfois, ce sont des bactéries qui en sont responsables. Bien que les antibiotiques soient un remède efficace, ils ne doivent être prescrits que lorsque la situation l'exige absolument. Les asthmatiques réagissant bien à la réflexologie peuvent éventuellement, en accord avec leur médecin, adapter leur médication.

L'asthme

Les zones réflexes à traiter sont les poumons et les bronches (les voies par lesquelles l'air est transporté de la trachée aux poumons). Les zones réflexes associées incluent : le plexus solaire et le diaphragme pour favoriser la relaxation; la colonne vertébrale cervicale et thoracique qui forme l'origine des nerfs parcourant les poumons et les bronches; et enfin, les glandes surrénales pour traiter le stress et les réactions allergiques.

Les rhumes

Les zones réflexes à traiter sont celles du nez et des sinus. Sont également à prendre à compte les zones réflexes indirectes des glandes surrénales (pour réduire l'inflammation) et les glandes lymphatiques supérieures (pour combattre l'infection).

La catarrhe pulmonaire

Les zones à traiter sont les mêmes que pour le rhume. De plus, si la catarrhe est infectieuse, les glandes lymphatiques supérieures interviennent. Si elle est allergique, les glandes surrénales sont concernées. Si elle est accompagnée de maux de tête, il faut également traiter la tête.

La toux

Les zones à traiter sont celles de la gorge et des poumons. Le système lymphatique peut également être sollicité pour combattre l'infection.

La sinusite

Les zones des sinus, du visage, du nez, de la tête, des yeux et de la valve iléo-cæcale peuvent être traitées pour diminuer la congestion, éliminer le mucus et soulager la douleur.

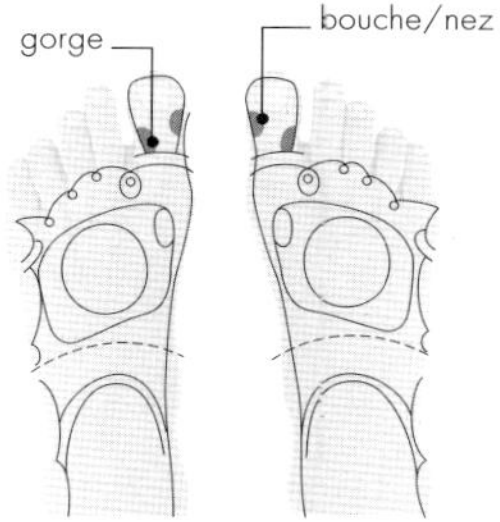

DOS DU PIED

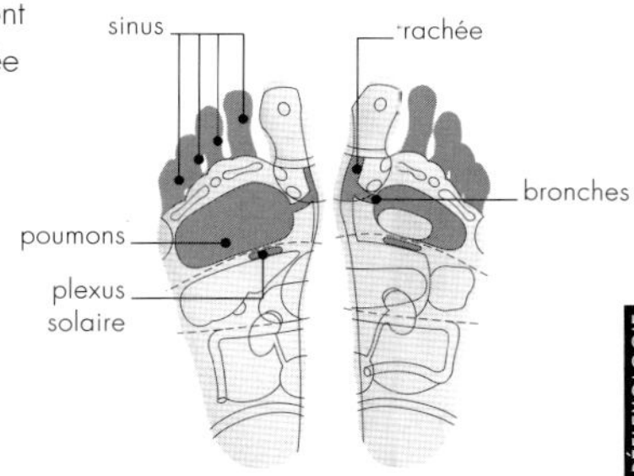

PLANTE DU PIED

LES MÉTHODES DE TRAITEMENT

Les troubles respiratoires peuvent affecter l'ensemble du système : du nez et des sinus à la trachée et aux poumons eux-mêmes. Le thérapeute traitera donc à la fois les zones réflexes directement et indirectement liées (par exemple pour combattre l'infection ou stimuler les systèmes immunitaires). Les glandes lymphatiques de la région du cou sont particulièrement importantes pour combattre un rhume ou tout autre infection virale des voies respiratoires supérieures.

Les rhumes
La zone réflexe du nez est incluse dans celle du visage et est située juste sous l'ongle du gros orteil.

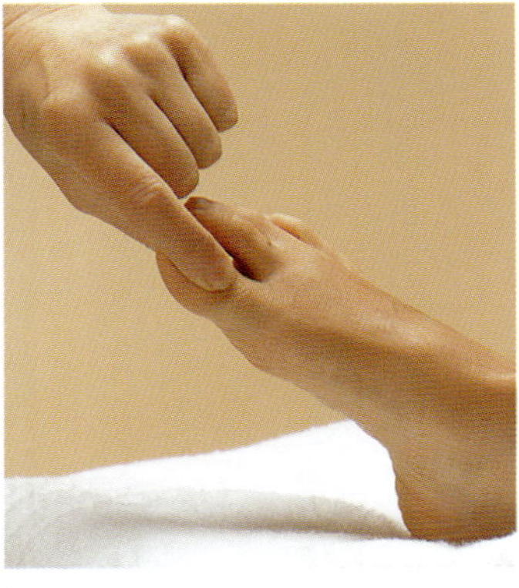

La sinusite
Les zones des sinus se trouvent à la base et sur le bord des orteils.

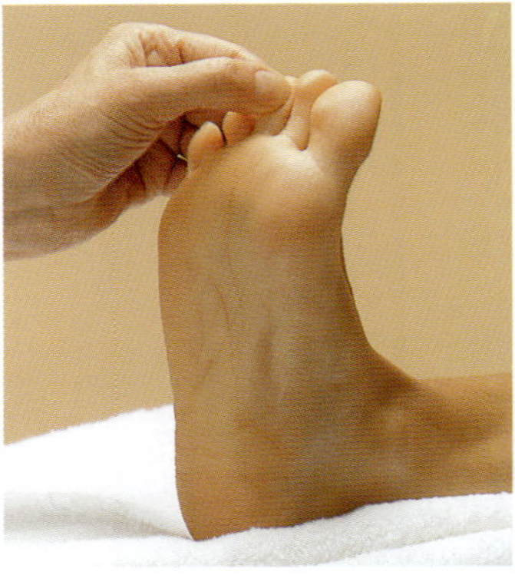

L'asthme

La zone réflexe des poumons se trouve sur la voûte plantaire, sous la base des orteils; sur la paume de la main, elle est juste sous la base des doigts.

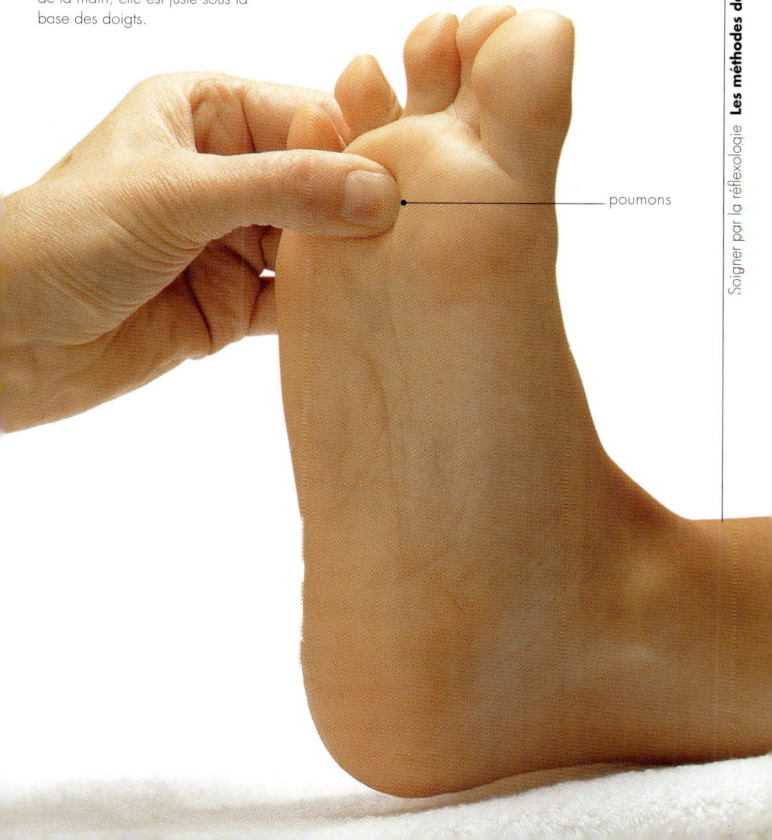

Les troubles digestifs

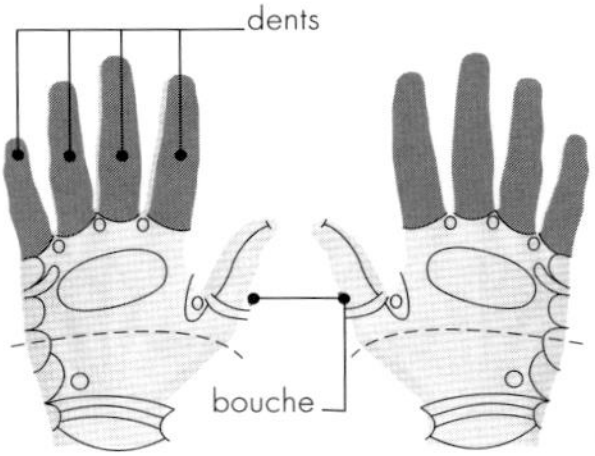

DOS DE LA MAIN

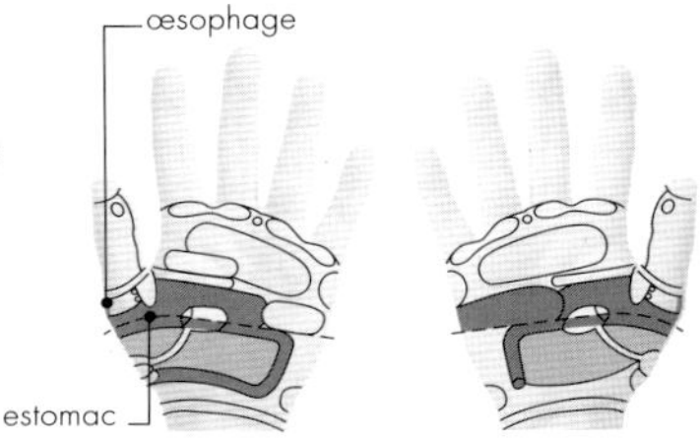

PAUME DE LA MAIN

La plupart d'entre nous éprouvent de temps en temps des troubles digestifs. Nous les jugeons généralement comme des nuisances mineures, particulièrement lorsqu'ils ont une origine évidente comme un repas trop gras ou trop épicé. Néanmoins, des troubles chroniques ou apparaissant pour la première fois vers la quarantaine doivent faire l'objet d'une visite chez le médecin. Ces troubles peuvent en effet être le signe d'une affection sérieuse nécessitant un traitement classique. Le plus souvent, néanmoins, les troubles digestifs sont la conséquence de trop de stress ou d'une mauvaise hygiène de vie (tabac, alcool, repas pris irrégulièrement, etc.).

Bien que les remèdes disponibles en pharmacie soient souvent utiles, il est plus raisonnable de s'attaquer à la racine des problèmes. Dans cette optique, la réflexologie est efficace, particulièrement pour les cas liés au stress.

Les ulcères

D'un point de vue médical, les aphtes sont généralement insignifiants. Pour autant, ils peuvent être très douloureux et gâcher les plaisirs de la table. Quiconque souffrant régulièrement d'aphtes devrait consulter son docteur ou son dentiste afin d'exclure toute affection sérieuse dont ils pourraient être la conséquence. Dans tous les autres

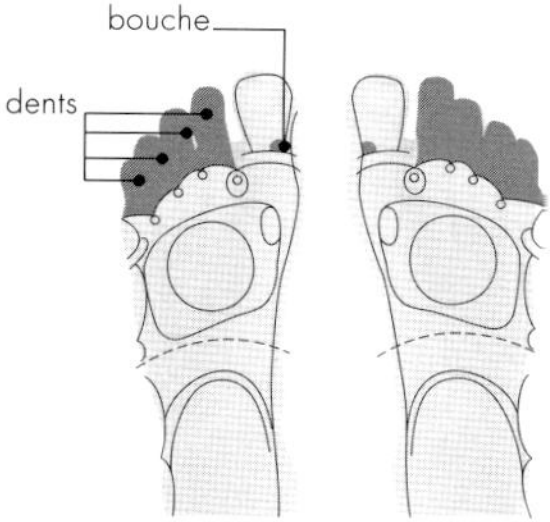

DOS DU PIED

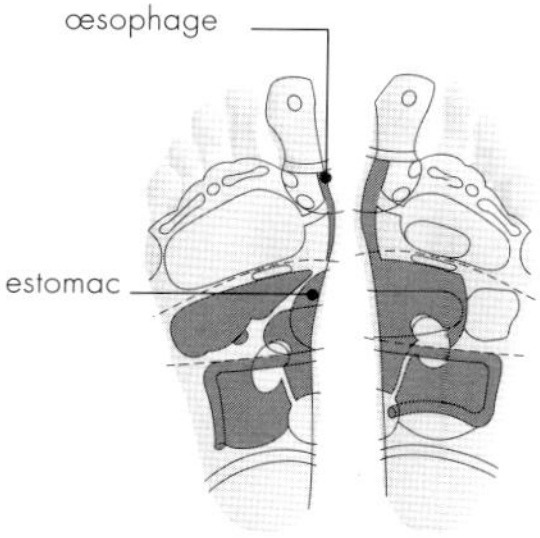

PLANTE DU PIED

cas, la réflexologie favorise le processus naturel de guérison.

Les indigestions

Elles sont généralement le résultat de facteurs liés au mode de vie (stress et régime). Durant la première séance, le réflexologue discutera avec vous des changements que vous pouvez introduire dans votre style de vie. En ce qui concerne le traitement, la zone principale est celle de l'estomac. En cas de brûlures, les zones de l'œsophage et du diaphragme seront aussi traitées. (Pour la diarrhée et la constipation, voir aussi les pages 132–135.)

BORD GAUCHE

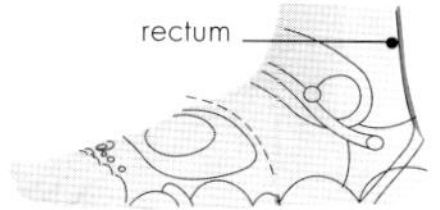

INTÉRIEUR DROIT

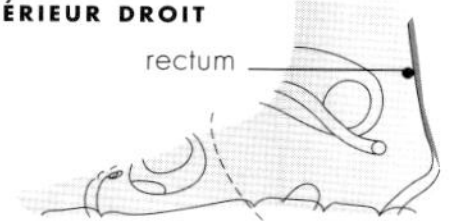

BORD DROIT

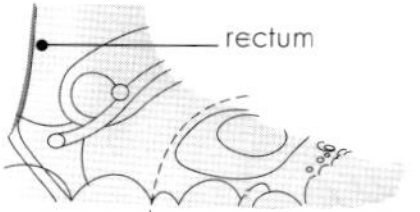

INTÉRIEUR GAUCHE

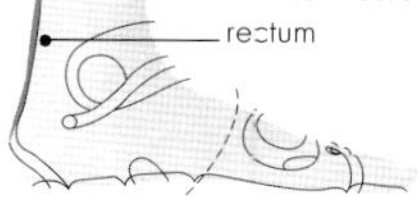

LES MÉTHODES DE TRAITEMENT

Les objectifs de la réflexologie sont de soulager la douleur et de stimuler les défenses immunitaires. Pour ce faire, elle débloque le flux énergétique et rétablit un bon équilibre. Pour les aphtes, les zones à traiter sont celles du visage, des dents et des glandes lymphatiques supérieures. Les traitements liés aux affections de l'œsophage et de l'estomac incluent les zones de l'œsophage, de l'estomac, du plexus solaire, du diaphragme et des glandes surrénales.

La bouche

Les zones du visage sont sous l'ongle du gros orteil et du pouce. Ces zones sont relativement petites et requièrent une grande précision.

L'œsophage

La zone de l'œsophage est sur le bord interne de la voûte plantaire, de la base du gros orteil à la ligne du diaphragme. Sur la main, elle se situe vers le bord de la paume, à la base du pouce.

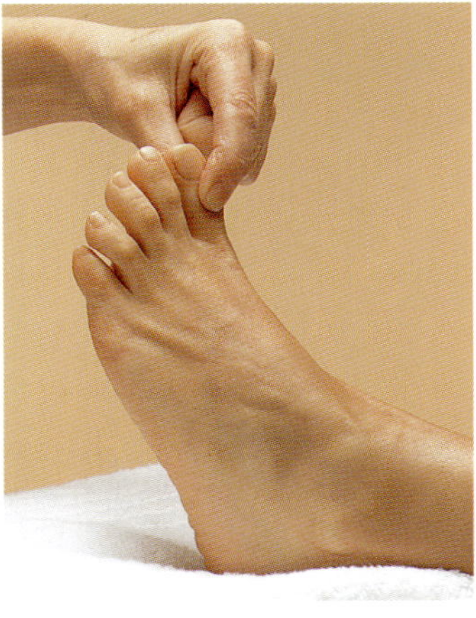

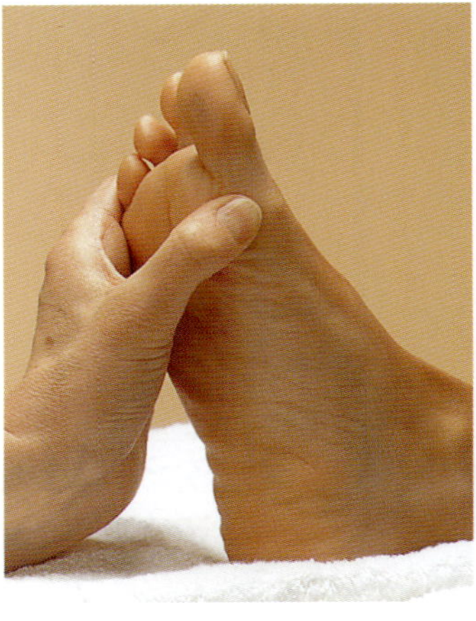

L'estomac

La zone de l'estomac se trouve en plus grande partie sur la plante du pied gauche (mais aussi sur le pied droit), et sur la paume de la main gauche.

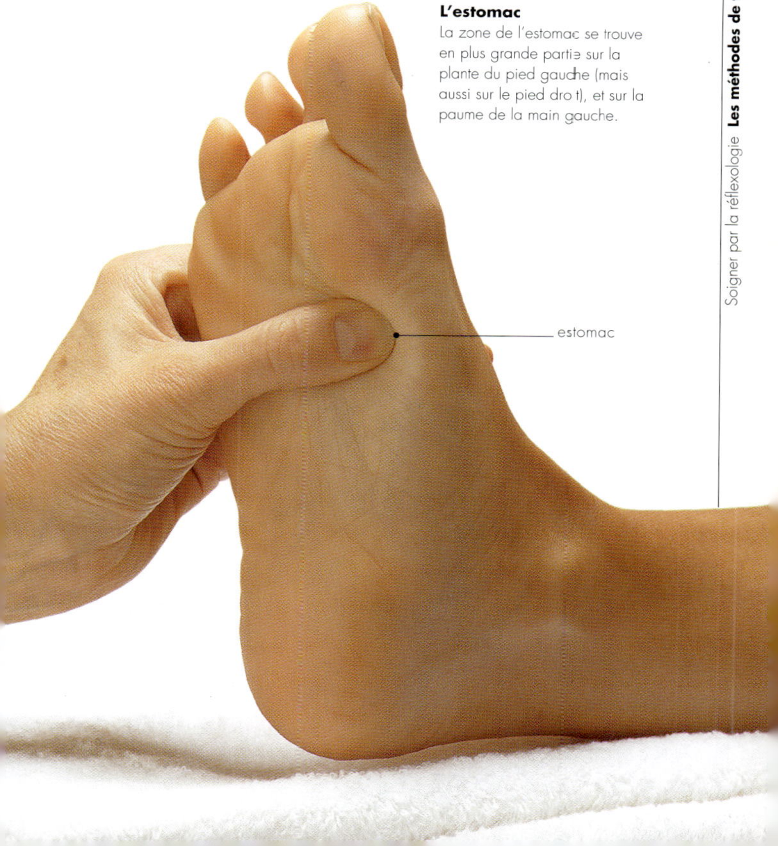

Les troubles du foie et de la vésicule biliaire

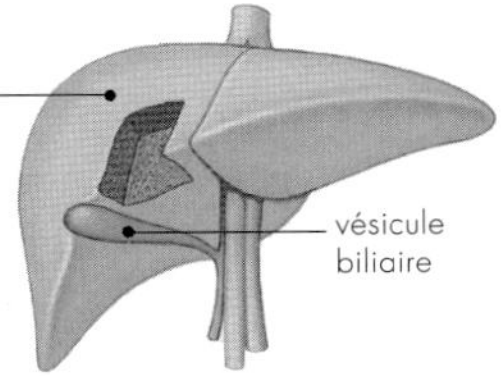

Le foie
C'est l'un de nos organes les plus importants.

Le foie et la vésicule biliaire sont des éléments clés de notre métabolisme. Ils participent à la transformation de la nourriture en énergie utile pour notre corps.

Les fonctions

Le foie contrôle diverses réactions chimiques dont le stockage et la distribution de glucose et d'autres minéraux et vitamines; il décompose également les graisses, l'alcool et autres toxines. Le foie produit aussi un fluide vert et épais, la bile, qui est ensuite transféré pour stockage dans la vésicule biliaire. A partir de là, la bile est diffusée dans l'intestin où elle transforme les graisses en petits globules pouvant être absorbés par le sang.

Les troubles

Tout trouble affectant ces deux organes doit faire l'objet d'une visite médicale traditionnelle. La plupart du temps, le traitement est de nature médicamenteuse, chirurgicale ou les deux à la fois. Les maladies du foie, dont la jaunisse est souvent le signe avant-coureur, peuvent être fatales si elles ne sont pas traitées. Un dysfonctionnement de la vésicule biliaire peut conduire à une mauvaise digestion des graisses causant à son tour des douleurs abdominales et des selles pâles et malodorantes.

Le rétablissement

En parallèle à un traitement classique, la réflexologie est susceptible d'accélérer le rétablissement et de soulager les symptômes résiduels. Elle peut également combattre des affections moins sérieuses et résultant de déséquilibres.

La régénération

Après que la maladie a été diagnostiquée et traitée, le foie est capable de régénérer les tissus endommagés. La réflexologie, en stimulant la faculté naturelle du corps à se soigner, peut être utile dans cette phase.

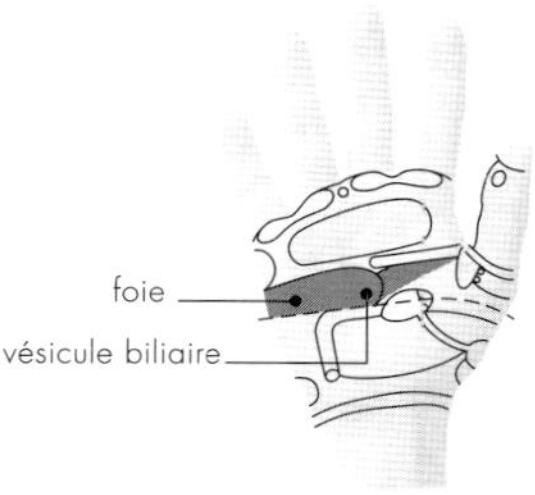

Paume de la main droite

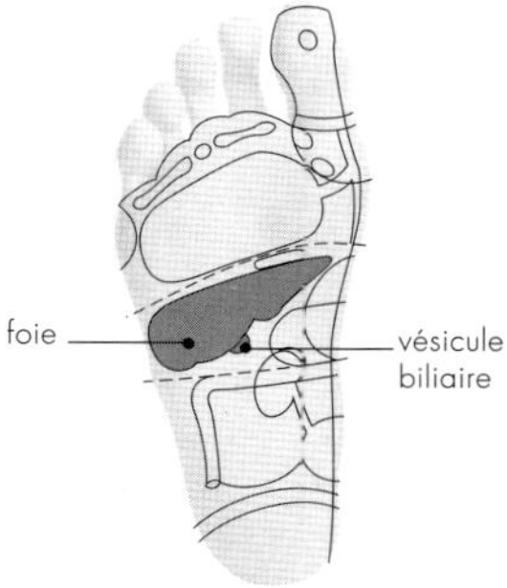

Plante du pied droit

Les calculs biliaires

Des douleurs aiguës dans la partie supérieure droite de l'abdomen peuvent être le signe de calculs biliaires (dépôts de cholestérol, sels biliaires, sels de calcium dans la vésicule biliaire).

LES MÉTHODES DE TRAITEMENT

En cas de mauvaise digestion des graisses, les zones réflexes à considérer sont celles du foie, de la vésicule biliaire et de l'estomac. Pour la jaunisse, qui est souvent le signe d'une maladie du foie, les zones réflexes sont celles du foie, de la vésicule biliaire et des glandes lymphatiques concernées. Les calculs biliaires sont traités par la manipulation des zones réflexes de la vésicule biliaire, du foie et du plexus solaire.

Mauvaise digestion des graisses

La zone pour la vésicule biliaire se trouve en zone 3, uniquement à droite sur la main et le pied et juste au-dessus de la ligne de taille. La zone de l'estomac peut aussi être traitée.

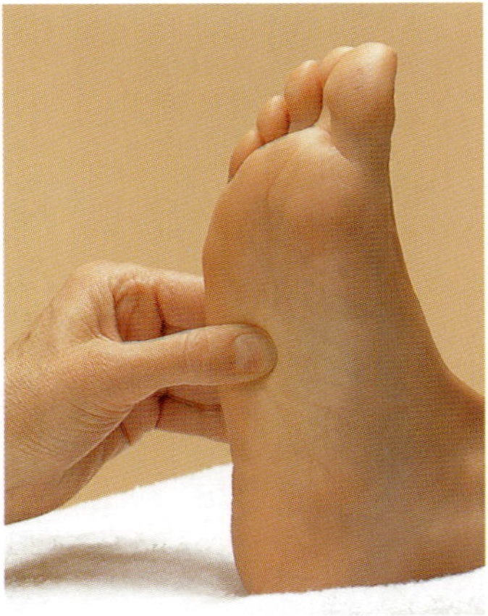

La jaunisse

La zone réflexe du foie se trouve uniquement sur le pied et la main gauche. Elle s'étend sur les cinq zones de la plante et de la paume entre les lignes du diaphragme et de la taille.

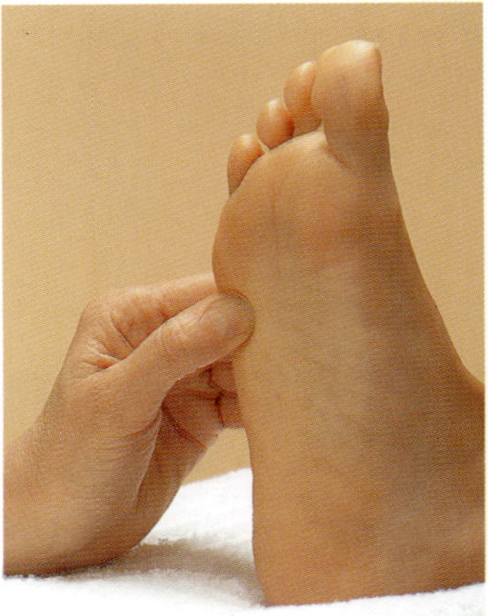

Les calculs biliaires

De même que les zones du foie et de la vésicule biliaire, la zone du plexus solaire peut être traitée. Elle se situe en zones 2 et 3 juste sous la ligne du diaphragme sur la plante et la paume.

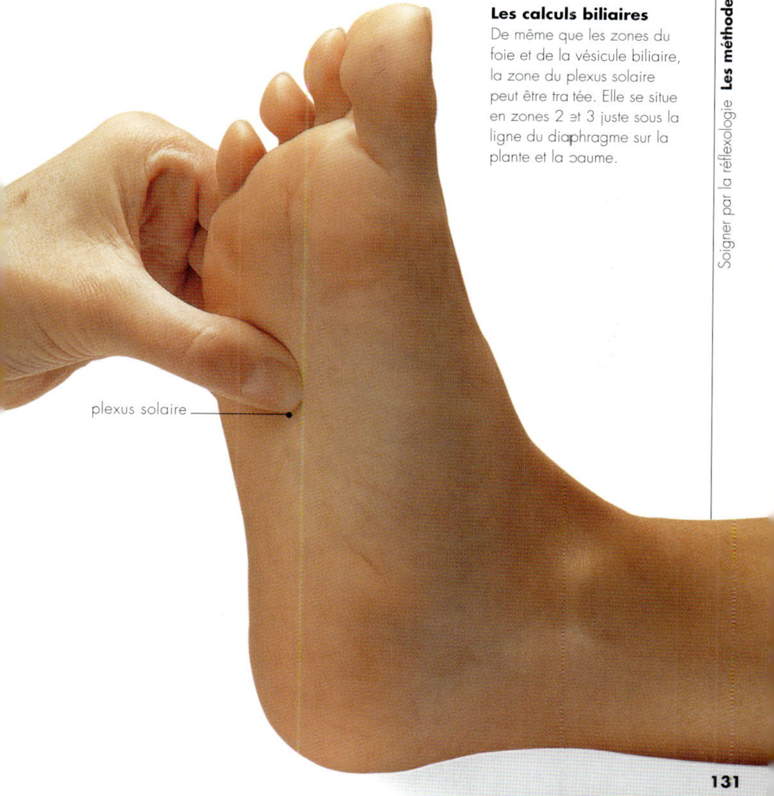

La diarrhée et la constipation

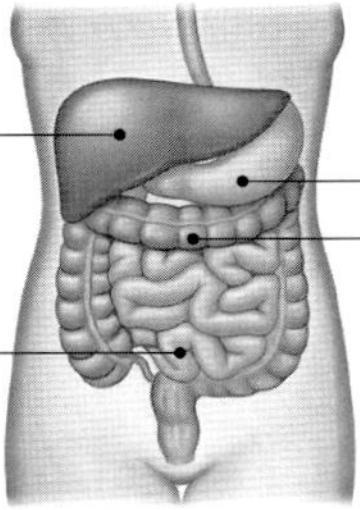

La digestion
Les enzymes produites par les organes digestifs décomposent notre nourriture.

La diarrhée ou la constipation (ou les deux combinés) sont des symptômes qui, lorsqu'ils apparaissent pour la première fois, durent plus de quelques jours ou deviennent chroniques, nécessitent une visite chez le médecin. En effet, une maladie sérieuse telle que la recto-colite hémorragique ou la maladie de Crohn peut en être la cause. Informez également votre médecin de tout séjour à l'étranger où vous auriez pu contracter une maladie infectieuse telle que la typhoïde (rarement présente en Europe). Les symptômes se manifestant brièvement sont souvent causés par le régime ou, dans le cas de la diarrhée, par un empoisonnement alimentaire bénin. Dans ce cas, les symptômes disparaissent d'eux-mêmes.

Syndrome de l'intestin irritable

Ce syndrome est une affection particulièrement handicapante causant à la fois diarrhée et constipation. Aggravé par le stress et l'anxiété, il se traduit par des mouvements péristatiques irréguliers (les mouvements de l'intestin propulsant le bol alimentaire vers le rectum). Il n'y a pas de cause directe à ce syndrome qui peut se prolonger sur de longues périodes. Le traitement se concentre sur les zones réflexes du côlon, du foie, des glandes surrénales et du plexus solaire.

La diarrhée

Elle est causé par un transit trop rapide dans le côlon qui ne permet pas d'absorber les résidus en eau et peut provoquer une déshydratation. Si la diarrhée est d'origine infectieuse, les

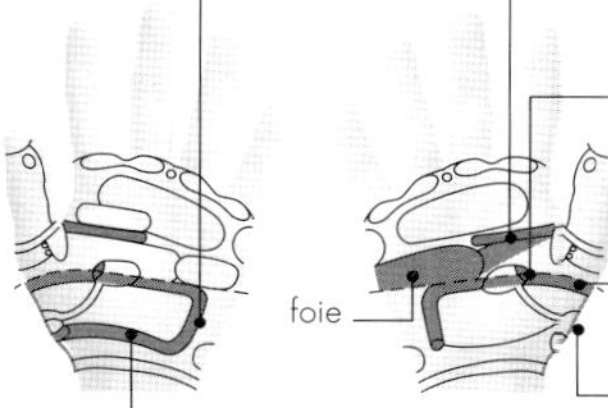

PAUME DE LA MAIN

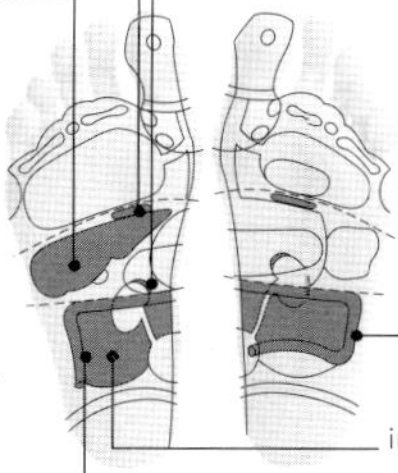

VOÛTE PLANTAIRE

glandes lymphatiques abdominales sont également traitées. Le traitement du plexus solaire et des glandes surrénales favorisent la relaxation. L'intestin grêle est également associé.

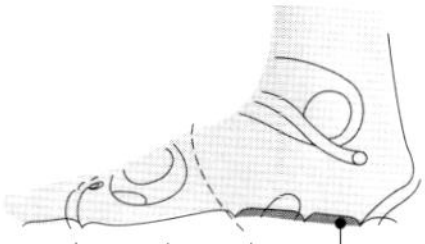

BORD DROIT

Constipation

Les mouvements trop lents du côlon nécessitent un traitement. D'autres zones sont associées: intestin grêle, foie, glandes surrénales et bas de la colonne vertébrale.

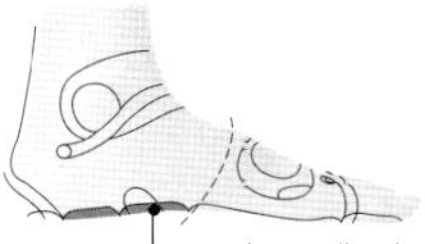

BORD GAUCHE

Mode de vie

Si la diarrhée et/ou la constipation persistent sans que votre médecin puisse leur attribuer une cause précise, c'est qu'elles trouvent certainement leur origine dans votre mode de vie.

LES MÉTHODES DE TRAITEMENT

Après un entretien portant sur le mode de vie de son patient, le réflexologue va manipuler diverses zones réflexes pour traiter la diarrhée et la constipation. La diarrhée est traitée par la manipulation de différentes zones du côlon et des zones associées des glandes lymphatiques abdominales, du plexus solaire, des glandes surrénales et de l'intestin grêle. Des parties du côlon, l'intestin grêle, le foie, les glandes surrénales et le plexus solaire sont manipulés pour combattre la constipation.

Le côlon

La zone réflexe du côlon entoure celle de l'intestin grêle et est divisée en plusieurs sections sur le pied (main) droit et gauche. Le côlon ascendant et une partie du transverse sont représentés sur le pied (main) droit. Le reste du transverse, le sigmoïde et le rectum se trouvent sur le pied (main) gauche.

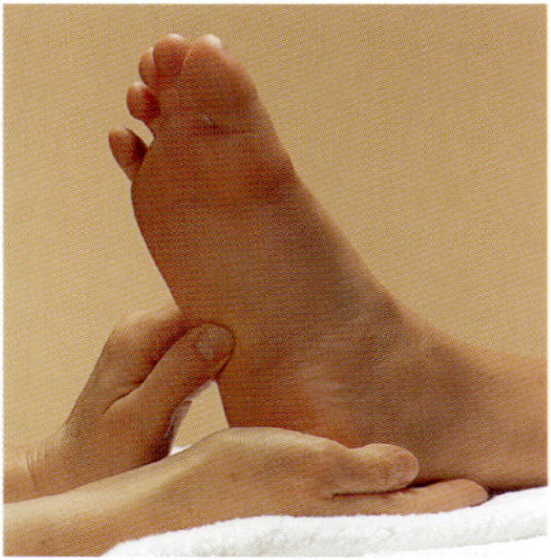

L'intestin grêle

La zone de l'intestin grêle est représentée sur la plante des deux pieds, des zones 1 à 4, juste au-dessus du talon. Sur la main, elle se trouve sur la paume, entre la ligne de taille et le poignet, sur les mêmes zones.

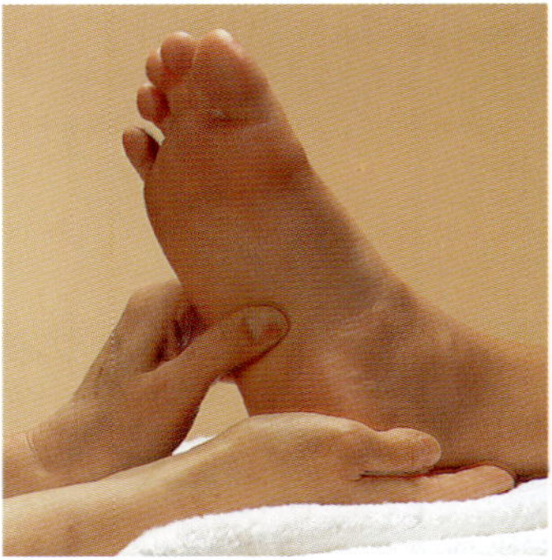

Le foie

La zone du foie est située sur le pied droit (et la main droite) entre les lignes du diaphragme et de taille. Elle s'étend sur les cinq zones.

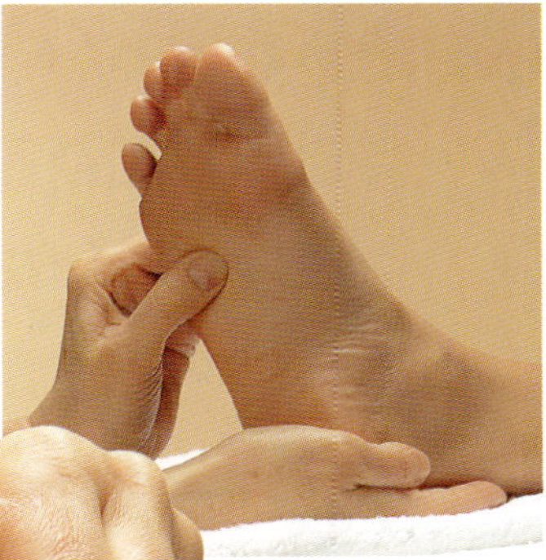

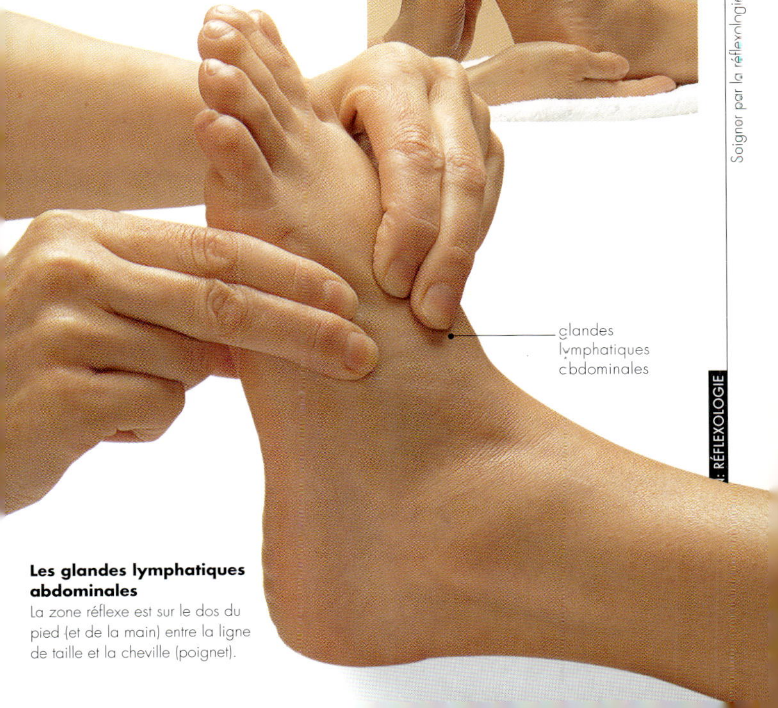

Les glandes lymphatiques abdominales

La zone réflexe est sur le dos du pied (et de la main) entre la ligne de taille et la cheville (poignet).

Les troubles du cœur et de la circulation

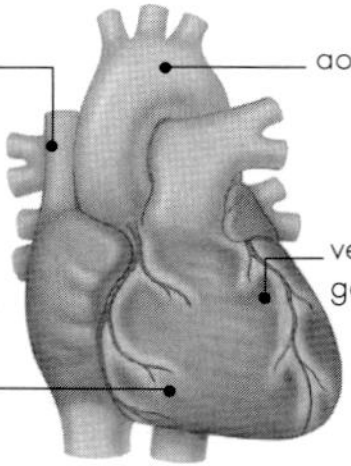

Le cœur
Le cœur pompe le sang oxygéné dans tout le corps.

Seul un réflexologue expérimenté est en mesure de traiter, et ce avec prudence, un patient souffrant de troubles cardiaques. Néanmoins, la réflexologie peut être bénéfique pour des affections liées à une mauvaise circulation telles que l'angine, les palpitations, les extrémités froides et les varices. Elle participe également au maintien d'une bonne circulation sanguine. Cette dernière est vitale car elle transporte, grâce aux artères, oxygène et autres éléments essentiels dans toutes les cellules du corps et élimine les déchets et les toxines. La manipulation des zones réflexes permettant d'améliorer les fonctions du cœur et de la circulation est partie intégrante d'une séance complète. De plus, une attention particulière est portée au pied et à la main gauche où la zone du cœur se situe.

L'angine

Elle se traduit par des douleurs dans la poitrine lorsque le besoin en oxygène augmente (lors par exemple de l'ascension d'un escalier) et apparaît souvent par temps froid et venteux. Elle est causée par un rétrécissement des veines proches du cœur.

Les palpitations

Les palpitations – battements irréguliers du cœur – doivent être examinées sérieusement, même si bien souvent aucune cause ne peut leur être attribuée. La réflexologie est en mesure de soulager ce problème en diminuant le stress et en améliorant l'équilibre énergétique.

Une circulation déficiente

Elle se traduit par des symptômes bénins mais déplaisants. Les varices apparaissent le plus souvent sur le bas de la jambe ou, pendant la grossesse, sur la vulve. Elle rend également les pieds et les mains sensibles au froid. On manipule les mêmes zones pour les varices et les extrémités : le cœur, le côlon, l'intestin grêle, la colonne vertébrale et les zones associées aux organes affectés.

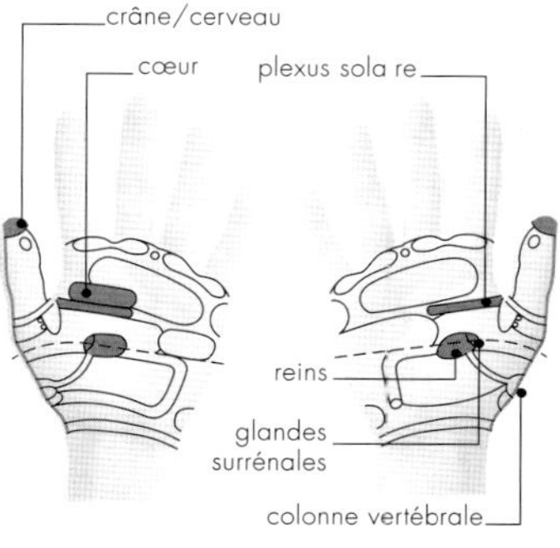

PAUME DE LA MAIN

Les engelures

Une circulation déficiente peut causer des engelures. Elles se développent le plus souvent sur les orteils par temps froid et humides, spécialement lorsque les veines réagissent mal au froid.

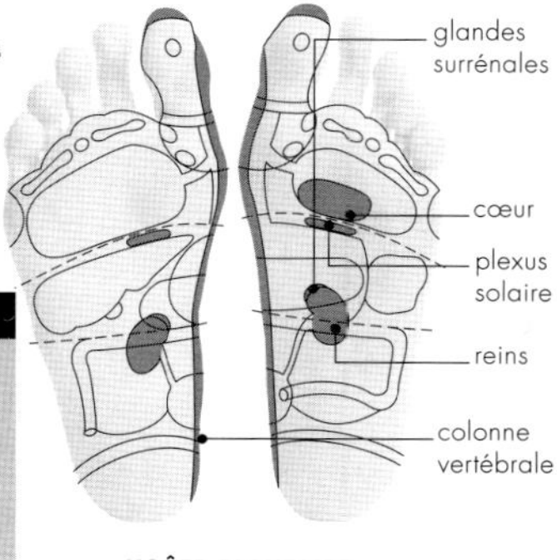

VOÛTE PLANTAIRE

LES MÉTHODES DE TRAITEMENT

La stimulation de la circulation et la suppression des blocages énergétiques sont bénéfiques pour les affections cardiaques et circulatoires. Les zones réflexes du cœur, du plexus solaire et des glandes surrénales concernent à la fois l'angine et les palpitations. Les déficiences circulatoires sont traitées par le cœur, le côlon, l'intestin grêle, la colonne vertébrale et les zones associées. La manipulation des glandes surrénales soulage l'hypertension mais ne dispense pas de la médication prescrite.

L'angine

La zone du cœur se trouve uniquement sur le pied (main) gauche. Sur le pied, elle est juste sous le ligne du diaphragme; sur la paume de la main, elle est en zones 2 et 3, au-dessus de la ligne du diaphragme.

Les palpitations

Elles sont traitées par la zone du plexus solaire qui se trouve sur la voûte plantaire en zones 2 et 3, sous la ligne du diaphragme et, sur la main, à environ un quart de la paume en partant des doigts.

L'hypertension

Elle est traitée par les zones des glandes surrénales qui forment de petites surfaces au-dessus de la ligne de taille vers le bord interne des pieds et des mains.

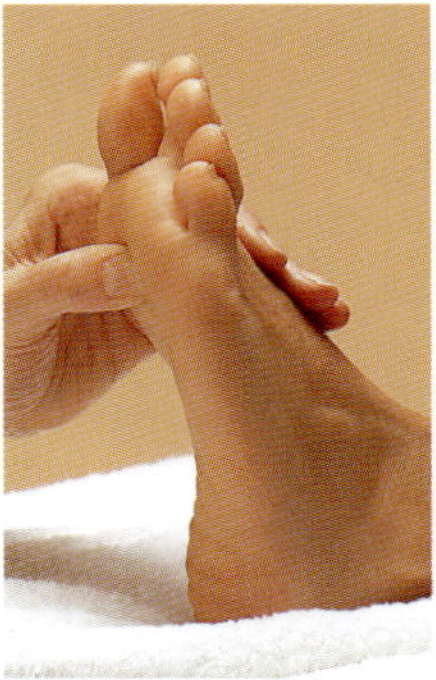

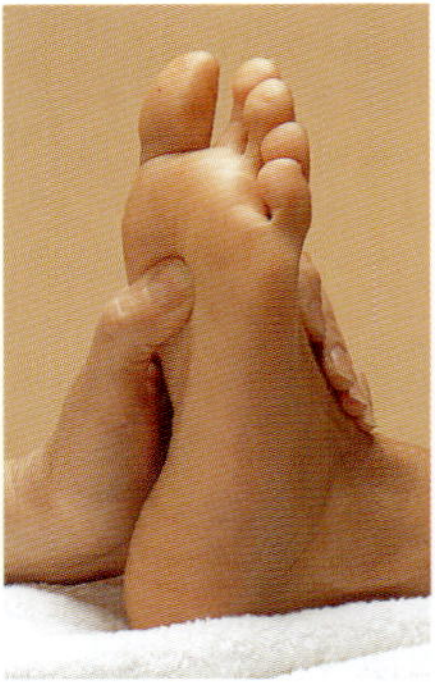

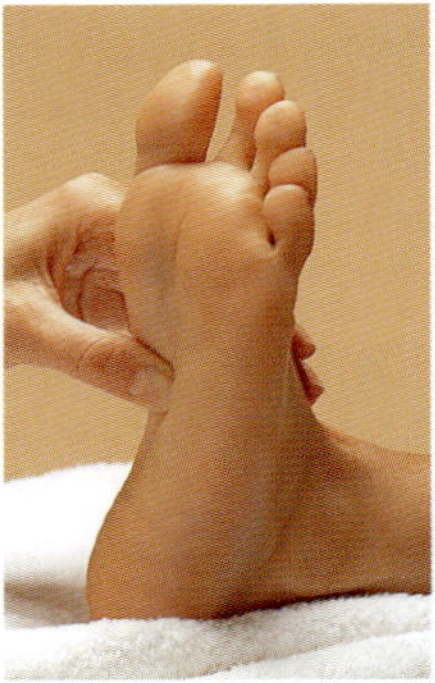

Circulation déficiente
En tant que zone associée, le massage des orteils stimule la circulation dans les doigts.

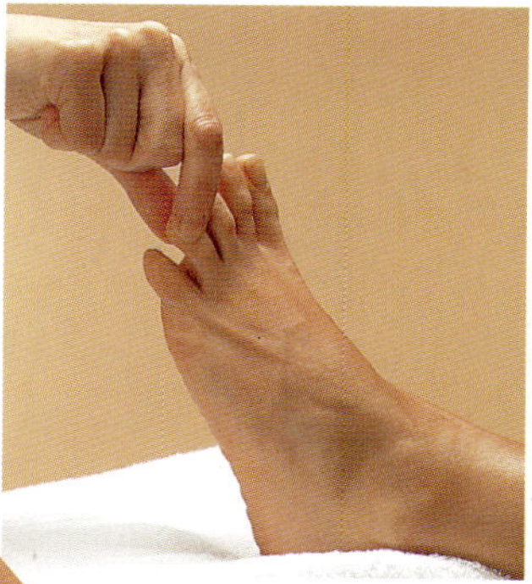

Les genoux
La zone réflexe des genoux, sur le bord du pied, est traitée en cas de problèmes circulatoires tels que des varices dans le bas de la jambe.

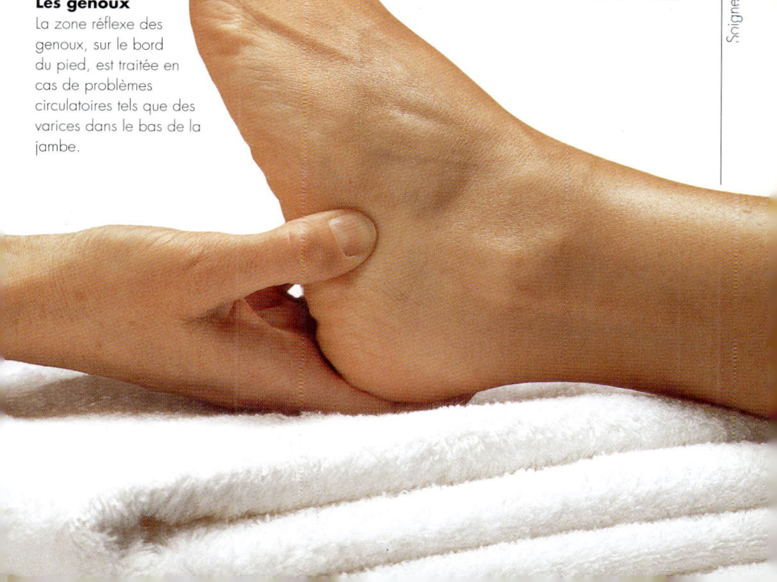

Le système lymphatique

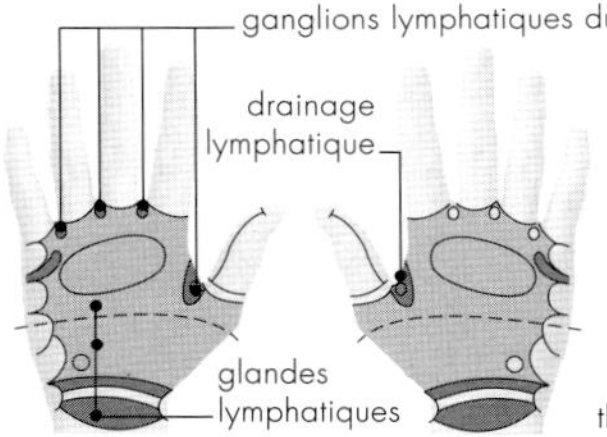

DOS DE LA MAIN

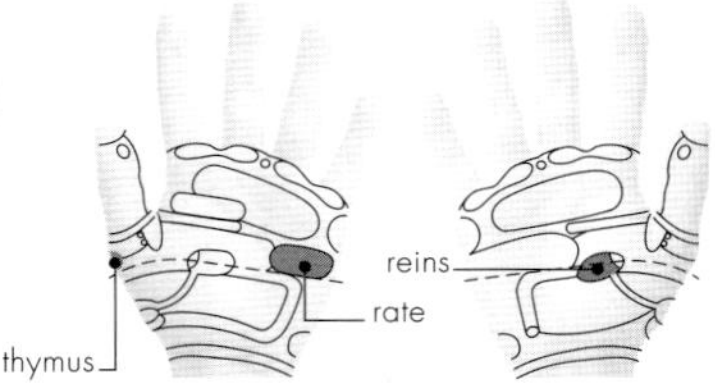

PAUME DE LA MAIN

Le système lymphatique est un élément du complexe et crucial système immunitaire. Il défend le corps contre la maladie et participe au drainage de nombreuses toxines et autres déchets. Il se compose d'un réseau de canaux creux dont la structure est similaire à celle du système sanguin. Ce réseau transporte la lymphe, un fluide jaune pâle, qui nourrit les tissus cellulaires et évacue leurs déchets. Les glandes lymphatiques sont parsemées dans tout le système et font office de filtre en piégeant des organismes étrangers tels que les bactéries. Ces glandes produisent également certains des globules blancs, les lymphocytes, qui produisent des anticorps luttant contre les micro-organismes envahisseurs.

Les problèmes

De nombreux facteurs peuvent affaiblir le système immunitaire. On peut citer, entre autres, les infections, le stress prolongé, les médicaments immuno-dépresseurs ou une maladie telle que le SIDA. Dans de telles circonstances, un cercle vicieux se développe dans lequel le corps n'est plus en mesure de combattre de nouvelles maladies ou infections, ce qui, en retour, affaiblit encore plus le système immunitaire. La rétention des fluides est souvent un symptôme du syndrome prémenstruel. Elle peut également causer un

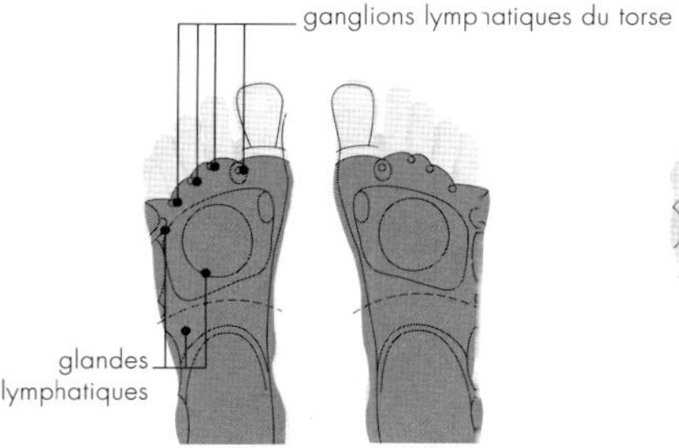

DOS DU PIED

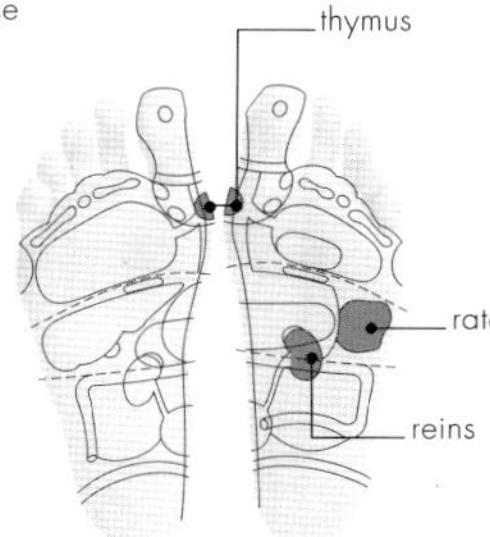

VOÛTE PLANTAIRE

gonflement de chevilles dans les phases tardives de la grossesse.

L'inflammation des glandes

Les glandes lymphatiques enflent lorsque un tissu proche d'elles est attaqué. Ainsi, lors d'un mal de gorge, les glandes du cou, sous les oreilles, sont enflammées. C'est la le signe de l'activité du système immunitaire qui tente de contenir l'invasion des micro-organismes infectieux.

Système immunitaire faible

Le stress, les habitudes alimentaires et le mode de vie ont une influence sur le système. Trop d'exercice, un manque de sommeil, le tabagisme ont un effet négatif sur ce dernier.

EXTÉRIEUR GAUCHE

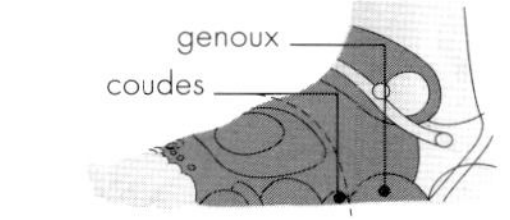

INTÉRIEUR DROIT

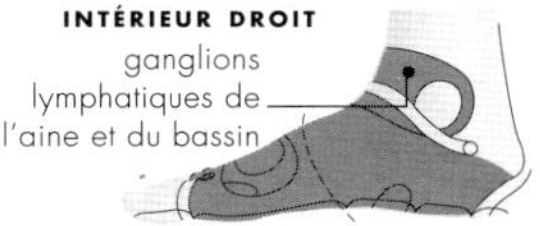

EXTÉRIEUR GAUCHE

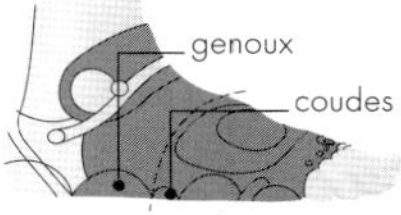

INTÉRIEUR GAUCHE

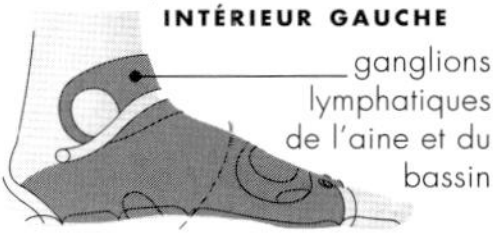

LES MÉTHODES DE TRAITEMENT

Pour la rétention des fluides, la zone principale à traiter est celle des reins. Néanmoins les zones des glandes lymphatiques, de l'urètre, de la vessie, de l'hypophyse, du cœur, du foie et des zones affectées peuvent aussi être manipulées. En cas de faiblesse du système immunitaire, les zones réflexes des glandes lymphatiques sont traitées. En cas d'inflammation des glandes, la zone concernée est traitée, de même que celle de la rate.

La rétention des fluides

Les zones des reins sont situées sur la voûte plantaire et sur la paume, en zones 2 et 3, au niveau de la ligne de taille. Elles sont manipulées afin de stimuler la production d'urine et de soulager ainsi la rétention en eau.

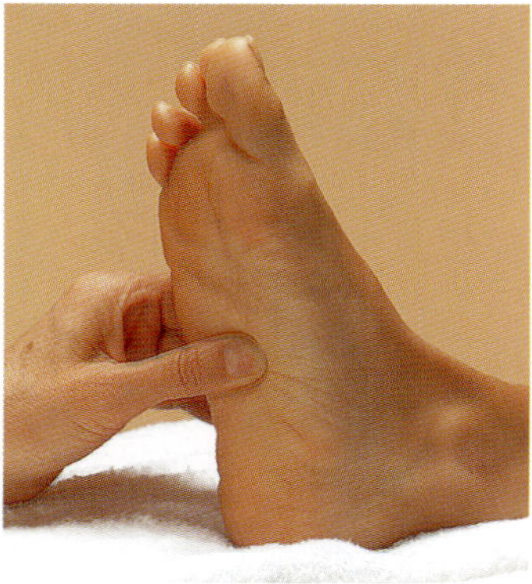

La faiblesse du système immunitaire

La zone de la rate, élément important du système immunitaire, se trouve uniquement sur le pied (main) gauche. Elle se situe en zones 4 et 5, entre les lignes de taille et du diaphragme.

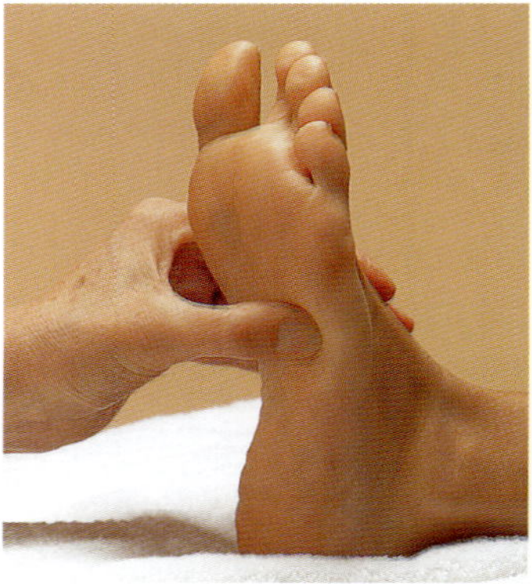

L'inflammation des glandes

Les zones des ganglions lymphatiques du torse, traitées en cas d'inflammation, se situent sur le bord externe du dcs du pied et de la main entre la base des orteils (doigts) et la cheville (poignet).

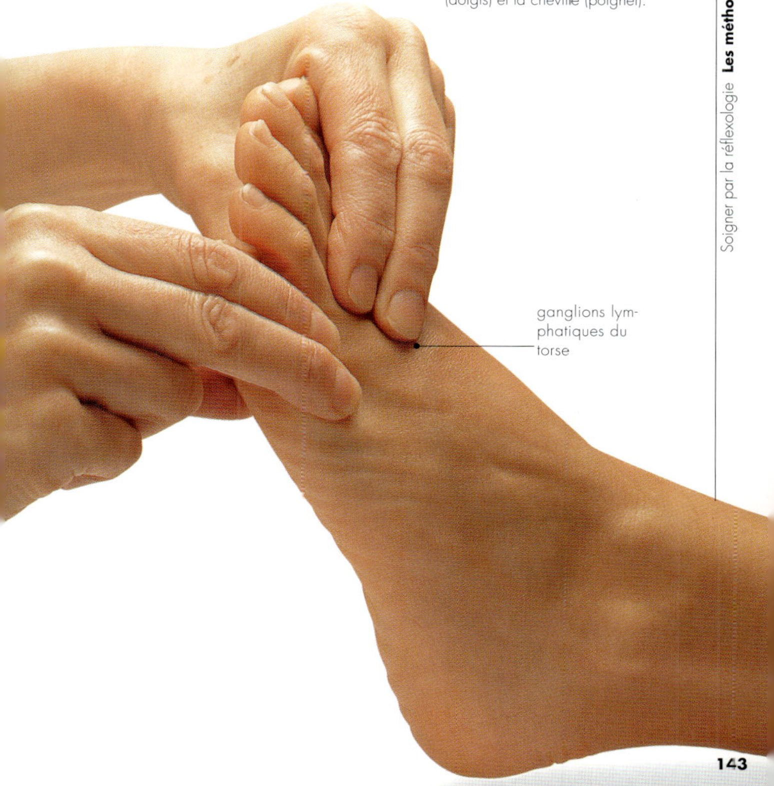

Les troubles urinaires

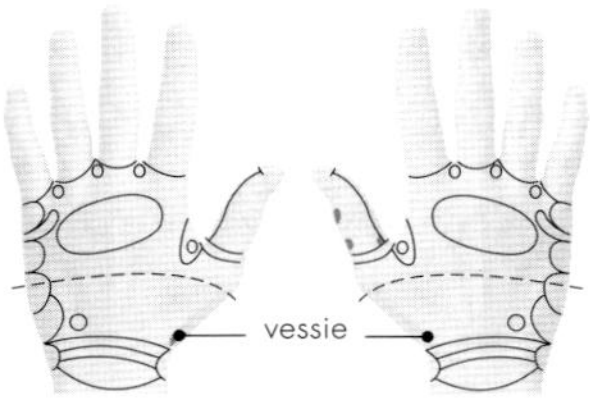

DOS DE LA MAIN

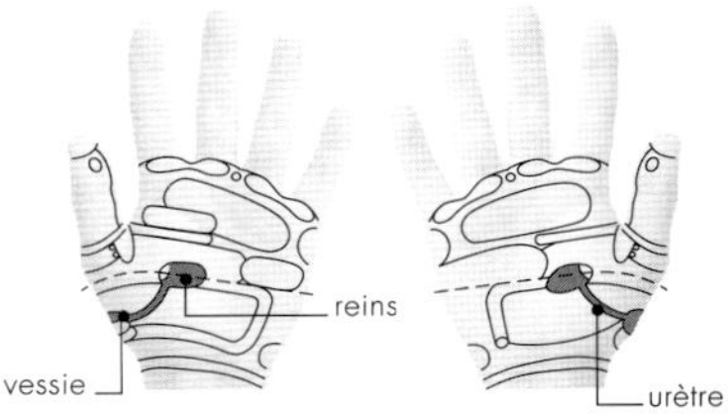

PAUME DE LA MAIN

Les douleurs et les problèmes associés aux voies urinaires ont des causes variées mais, le plus souvent, ils sont d'origine infectieuse. Dans ce cas, des micro-organismes pénètrent par l'urètre et peuvent ensuite se répandre à la vessie et, au-delà, aux reins.

La cystite

L'infection de la vessie (cystite) est plus courante chez la femme. Par rapport à l'homme, l'urètre féminine est en effet plus courte et se situe plus près de l'anus (ce qui constitue une source potentielle d'infection bactérienne). Une fois installée, une infection peut être difficile à combattre. Dans certains cas, les antibiotiques se révèlent efficaces. Si la première dose d'antibiotiques n'a pas les effets escomptés, il faut alors effectuer un test d'urine afin de déterminer quelle bactérie est précisém-ent en cause. Le fait de boire beaucoup d'eau (et du jus d'airelle) est susceptible de soulager la douleur. Un réflexologue est en mesure de traiter la vessie et les organes associés et de stimuler le système immunitaire afin de réduire les risques de rechute (cf.: pp. 140–143).

Les troubles de la vessie

Avec l'âge, de nombreux hommes éprouvent des difficultés à soulager leur vessie. Cela est dû à l'élargissement de la prostate qui compresse l'urètre et empêche l'écoulement de l'urine. Si la vessie elle-même est comprimée, les risques de cystite augmentent (cf : pp. 212–213). Consultez toujours votre médecin si vous éprouvez ces difficultés à uriner.

Le besoin de soulager fréquemment sa vessie est un effet secondaire normal de la grossesse (dû également à la compression de la vessie). Après l'accouchement, certaines femmes peuvent avoir des problèmes d'incontinence consécutifs aux relâchement des muscles pelviens qui contrôlent l'écoulement de l'urine. Pour tout autre personne, un besoin très fréquent d'uriner doit être examiné. Il peut en effet être le symptôme d'une affection qui nécessite un traitement (le diabète étant probablement l'une des affections les plus courantes (cf.: pp 148–149).

Les infections bactériennes

Les infections bactériennes du système urinaire peuvent causer des douleurs pendant la miction et doivent être traitées par des antibiotiques.

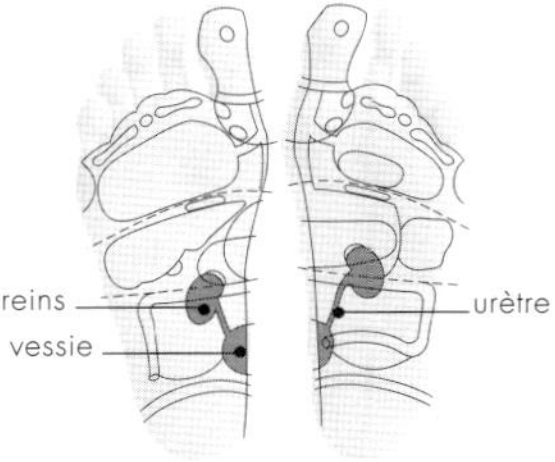

VOÛTE PLANTAIRE

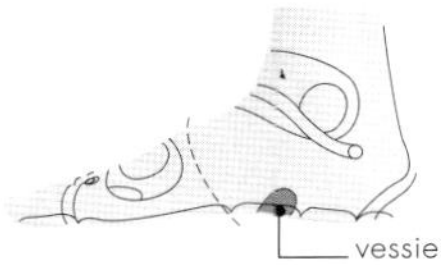

INTÉRIEUR DROIT

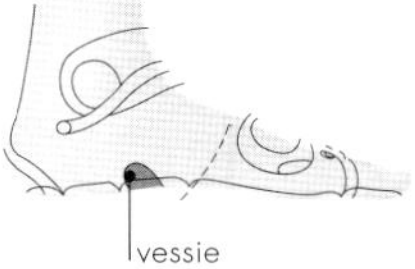

INTÉRIEUR GAUCHE

LES MÉTHODES DE TRAITEMENT

La plupart des troubles urinaires sont causés par des infections bactériennes. L'élargissement de la prostate, la grossesse et les suites de l'accouchement peuvent également provoquer des problèmes de vessie. L'infection de la vessie nécessite un traitement de la vessie, de l'urètre et des glandes lymphatiques pelviennes. Les mêmes zones, ainsi que celles des glandes surrénales, de l'hypophyse et des parathyroïdes, sont traitées pour pallier aux insuffisances rénales. Le traitement de la prostate est décrit pages 212–213.

Les infections de la vessie

La zone de la vessie est située sur le côté interne du pied, juste en face de l'os de la cheville. Sur la main, elle est juste au-dessus du poignet.

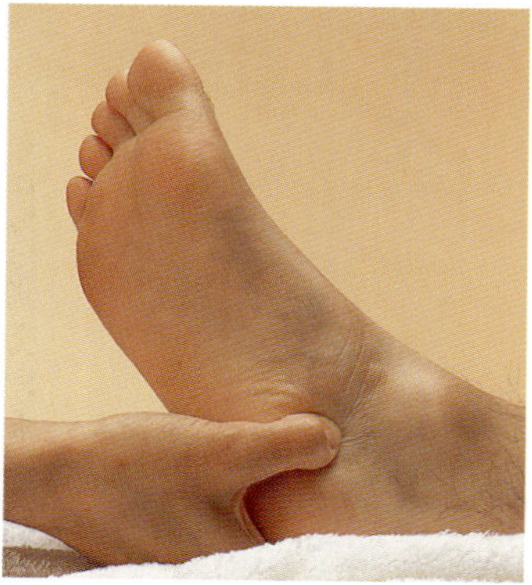

Les insuffisances rénales

Les zones des reins se trouvent en zone 2 et 3, au niveau de la ligne de taille sur la voûte plantaire et sur la paume.

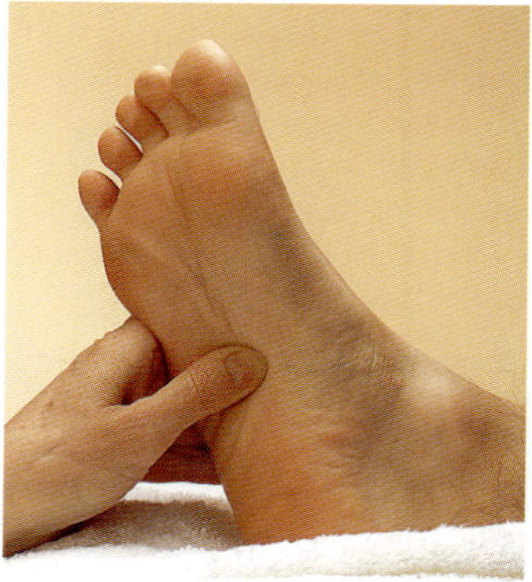

Les troubles de la prostate

La zone de la prostate se trouve sur le côté interne du pied, à mi-chemin entre l'os de la cheville et le talon.

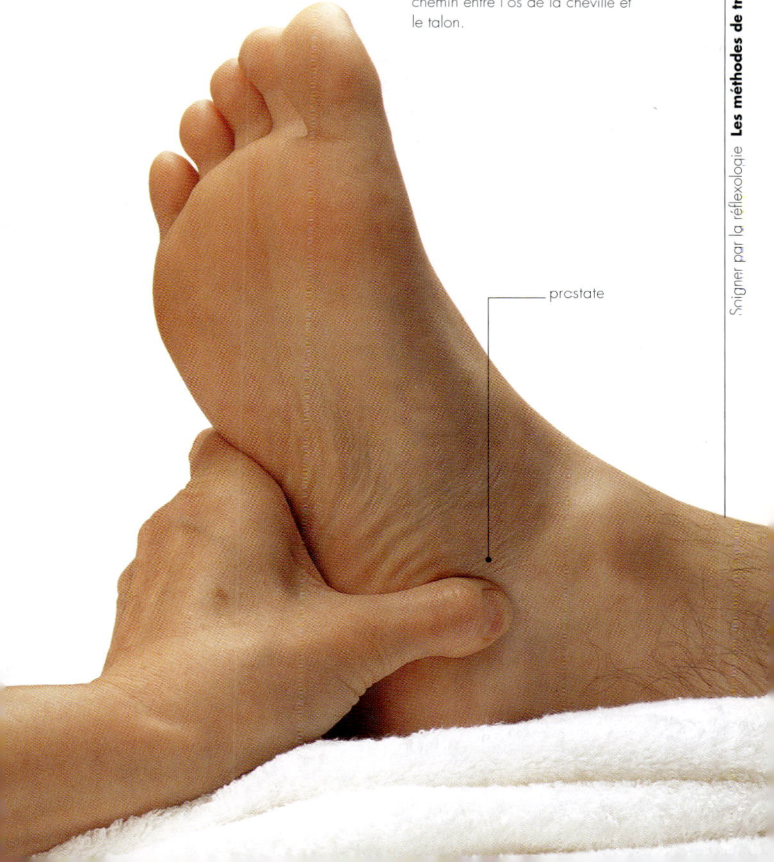

Les troubles hormonaux

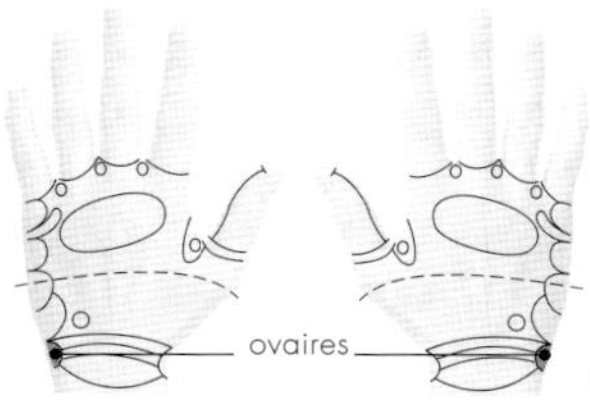

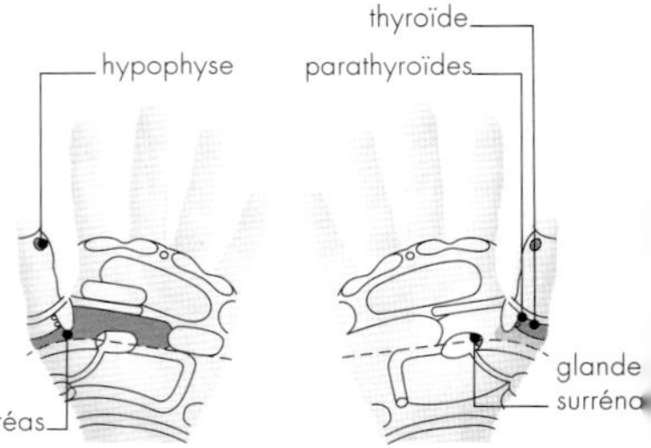

Une bonne santé physique et mentale dépend de la faculté du corps à ajuster le niveau des « transmetteurs chimiques » que sont les hormones et qui régulent un grand nombre de fonctions.

L'action des hormones

Les hormones sont produites par une série de glandes endocrines régies par l'hypophyse située à la base du crâne. Lorsque le système endocrinien fonctionne bien, l'hypophyse détermine la production ou l'inhibition des hormones selon les besoins du corps ou sur une base cyclique. Par exemple, les glandes surrénales produisent l'adrénaline et la noradrénaline dont le corps a besoin dans une situation menaçante. D'autres hormones comme l'hormone de croissance ou la mélatonine (hormone du sommeil) sont secrétées à intervalles réguliers selon le rythme de l'horloge interne du corps. Plus généralement, l'équilibrage subtil des hormones peut facilement être perturbé.

Outre les troubles causés par les hormones féminines que sont les œstrogènes et la progestérone (voir pp. 152-153), les affections les plus communes dues à la sécrétion hormonale sont le diabète et les troubles de la thyroïde. Ces deux affections requièrent un suivi médical, mais un bon réflexologue peut dispenser un traitement complémentaire efficace.

Le diabète

Il progresse lorsque le pancréas cesse de secréter l'insuline (hormone participant à l'absorption énergétique de la nourriture), ou lorsque que le corps réagit mal à l'insuline. Le diabète de type 1 (dépendance à l'insuline) se développe généralement tôt dans la vie du patient, dès que l'insuline marque. Le diabète de type 2 (non-dépendance à l'insuline) se développe chez les personnes plus âgées et est souvent traité par médication et/ou par régime plutôt que par injection d'insuline.

Les troubles de la thyroïde

La thyroïde est située sur la partie antérieure du cou. Son dysfonctionnement peut entraîner divers symptômes. Le plus commun d'entre eux est la surproduction ou la sous-production de la thyroxine, hormone qui contrôle le métabolisme. Les traitements classiques sont relativement efficaces.

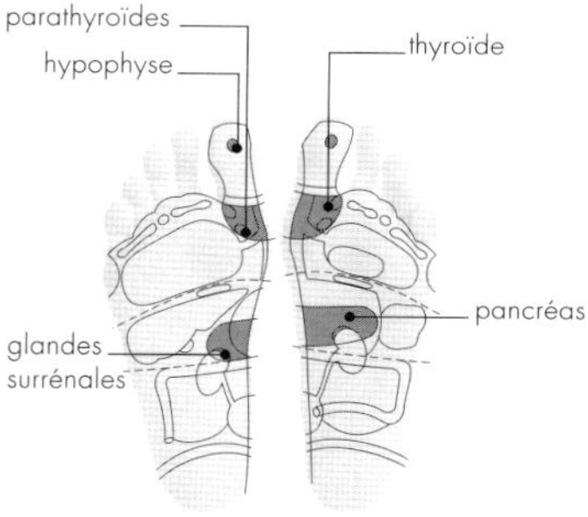

VOÛTE PLANTAIRE

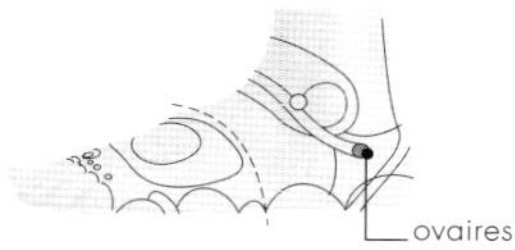

EXTÉRIEUR GAUCHE

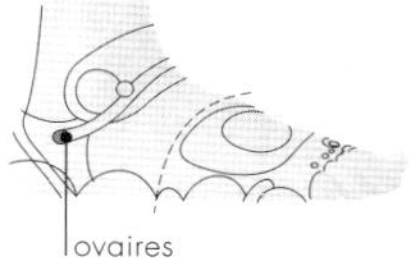

EXTÉRIEUR DROIT

LES MÉTHODES DE TRAITEMENT

La réflexologie complète les traitements classiques ou aide à corriger les déséquilibres mineurs qui influencent négativement le fonctionnement de la thyroïde. Les diabétiques se trouvant sous médication ne devraient être traités que par un réflexologue expérimenté. D'autres zones réflexes peuvent être manipulées au cas où le patient souffre d'affections qui touchent, par exemple, le cœur, les yeux ou les reins.

La thyroïde

La zone réflexe de la thyroïde se situe sur le pied juste sous le gros orteil et, sur la main, sous la jonction du pouce et de la paume.

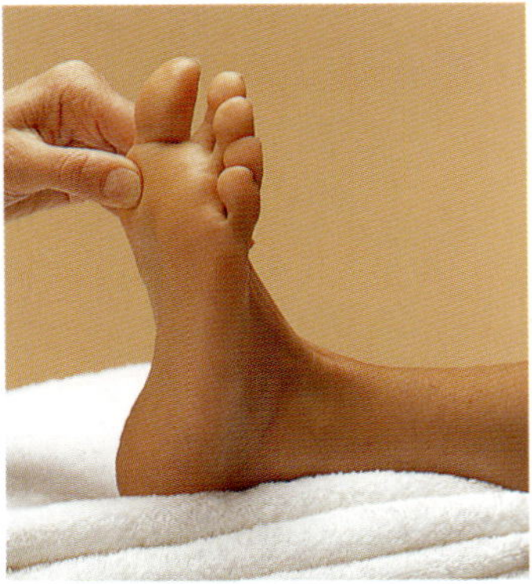

L'hypophyse

La zone de l'hypophyse se situe sur le pied au milieu de la pulpe du gros orteil et, sur la main, au milieu de la pulpe du pouce.

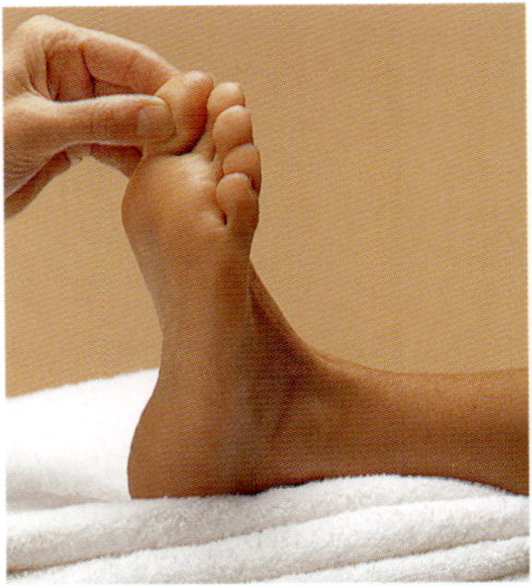

Les glandes surrénales

Les zones de ces glandes se situent sur la voûte plantaire juste au-dessus de la ligne de taille et en ligne avec le second orteil. Sur la paume de la main, elle sont en ligne avec le majeur.

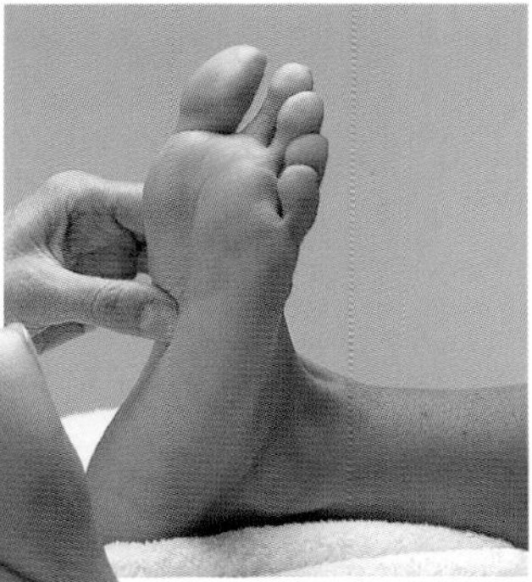

Le pancréas

La zone du pancréas se trouve en zones 1 et 2 du pied droit et en zones 1 et 3 du pied gauche dans la région au-dessus de la ligne de taille. Elle est situé sur les mêmes zones de la main, également au-dessus de la ligne de taille.

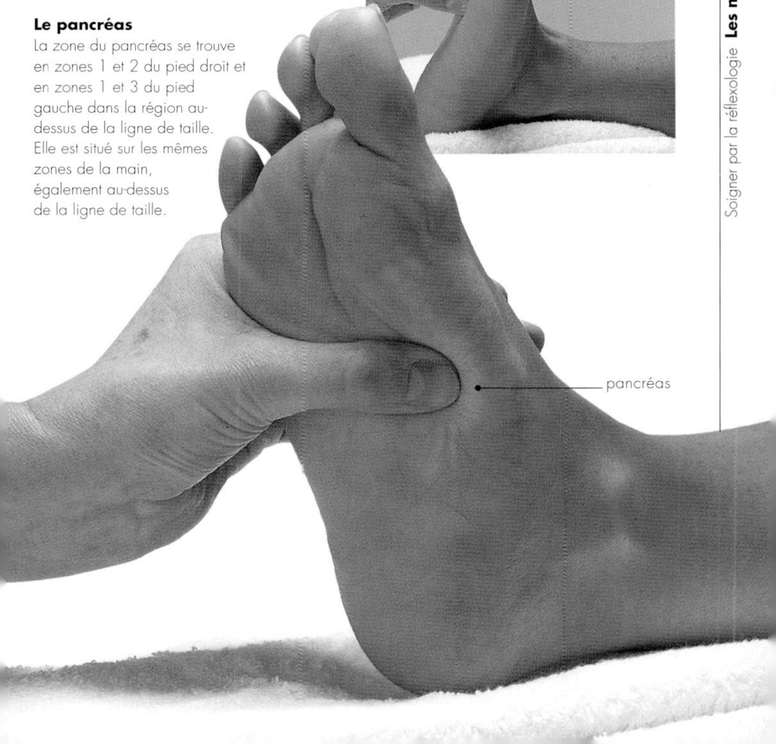

Les troubles des organes génitaux

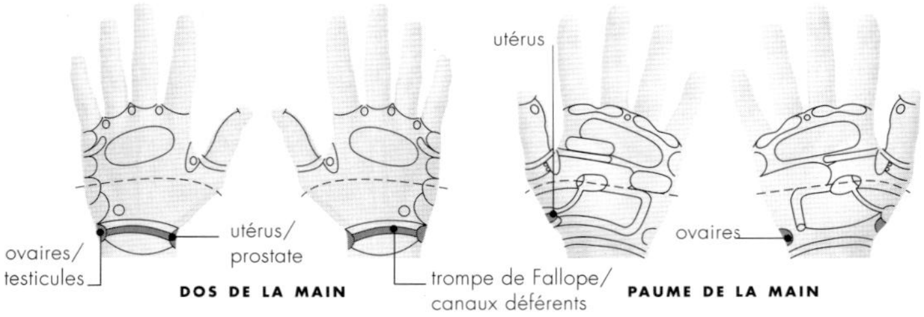

Les symptômes associés aux cycles menstruels sont si courants qu'ils sont presque considérés comme normaux. Pourtant, ils sont souvent très gênants et handicapants. Ces symptômes incluent le syndrome prémenstruel, les règles douloureuses et/ou abondantes, les règles irrégulières, l'échec de la procréation et les difficultés liées à la ménopause. Les hommes ne sont pas sous la même influence complexe des hormones et éprouvent en conséquence moins de symptômes que les femmes. Ils peuvent néanmoins être atteints de stérilité et souffrir de troubles de l'érection, un problème pouvant être d'origine psychologique, physiologique ou les deux à la fois.

Les troubles menstruels

Ces troubles sont souvent le résultat d'un déséquilibre hormonal. Ils peuvent également être le signe du dysfonctionnement d'un organe génital. Par exemple, des règles douloureuses et abondantes peuvent être l'indice de fibromyomes (tumeurs bénignes de l'utérus), d'endiométrose (extension de la muqueuse de l'utérus à la région pelvienne causant des saignements durant les périodes) ou de maladies inflammatoires du pelvis.

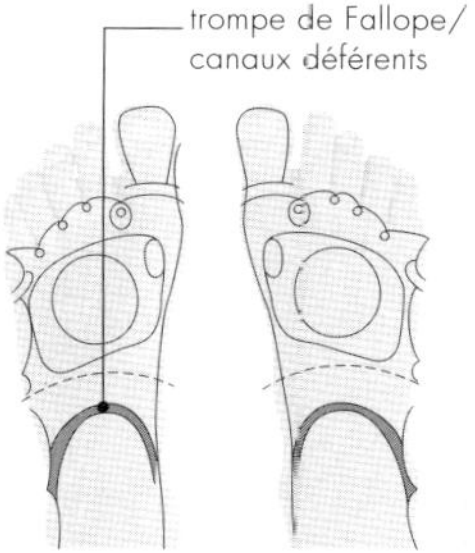

DOS DU PIED

EXTÉRIEUR GAUCHE

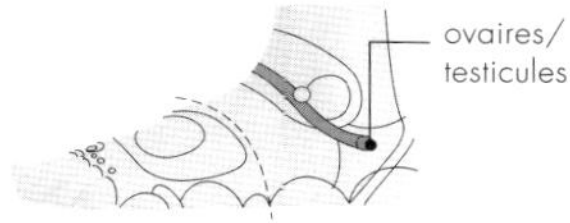

INTÉRIEUR DROIT

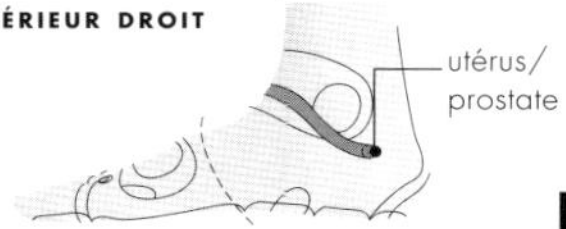

EXTÉRIEUR DROIT

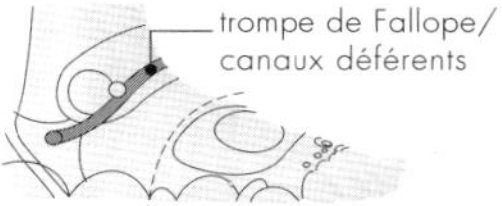

EXTÉRIEUR GAUCHE

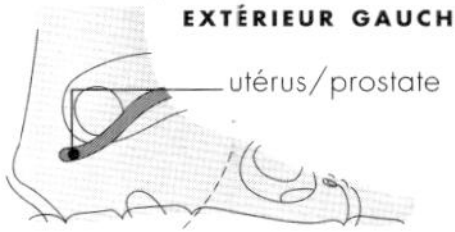

La stérilité

De nombreux facteurs peuvent jouer un rôle dans la stérilité et des tests sont nécessaires pour identifier la cause précise et décider du recours à un traitement classique. Le stress et la tension ont une certaine influence et, dans ce cadre, la réflexologie peut être efficace pour promouvoir la détente.

Le réflexologue prend également en compte les organes spécifiques qui sont affectés. Pour la femme, ces organes incluront vraisemblablement les ovaires, la trompe de Fallope, l'hypophyse et la région abdominale. Le plexus sclaire sera traité afin de favoriser la détente et repousser l'anxiété.

Traiter les troubles masculins

Le traitement des zones réflexes des testicules peut favoriser la production des spermatozoïdes. Les traitements visant à réduire l'anxiété et à promouvoir la relaxation peuvent également être efficaces.

LES MÉTHODES DE TRAITEMENT

Pendant le traitement, une attention particulière sera portée aux divers organes génitaux de la femme et aux glandes qui régissent le système hormonal. La stérilité masculine et la libido déficiente seront traités par les organes correspondants: les testicules et les ovaires; les canaux déférents et la trompe de Fallope; la prostate et l'utérus.

Les troubles menstruels
La zone de l'utérus se trouve au même niveau que celle des ovaires, sur le bord interne du pied. Elle se trouve au même endroit sur le bord interne de la main.

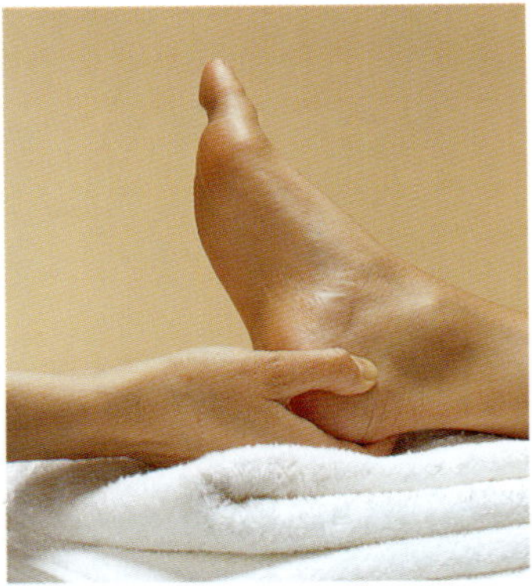

La stérilité
La zone de la trompe de Fallope se trouve sur une bande liant les ovaires et l'utérus sur le dos du pied (et sur le dos de la main).

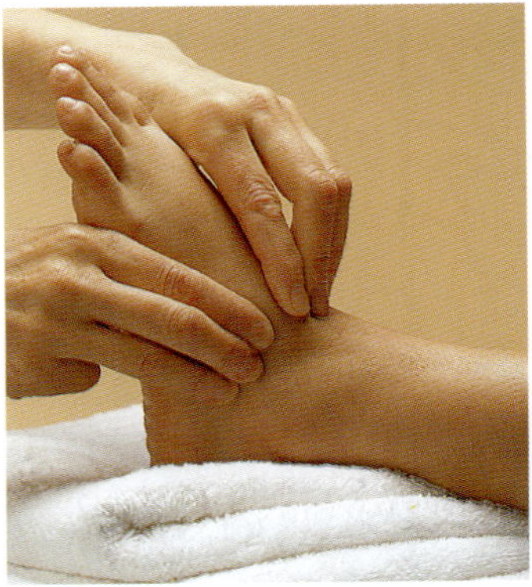

La ménopause (ovaires)

La zone réflexe des ovaires est sur le bord du pied entre l'os de la cheville et le talon. Sur la main, elle est juste avant le poignet sur le dos et la paume.

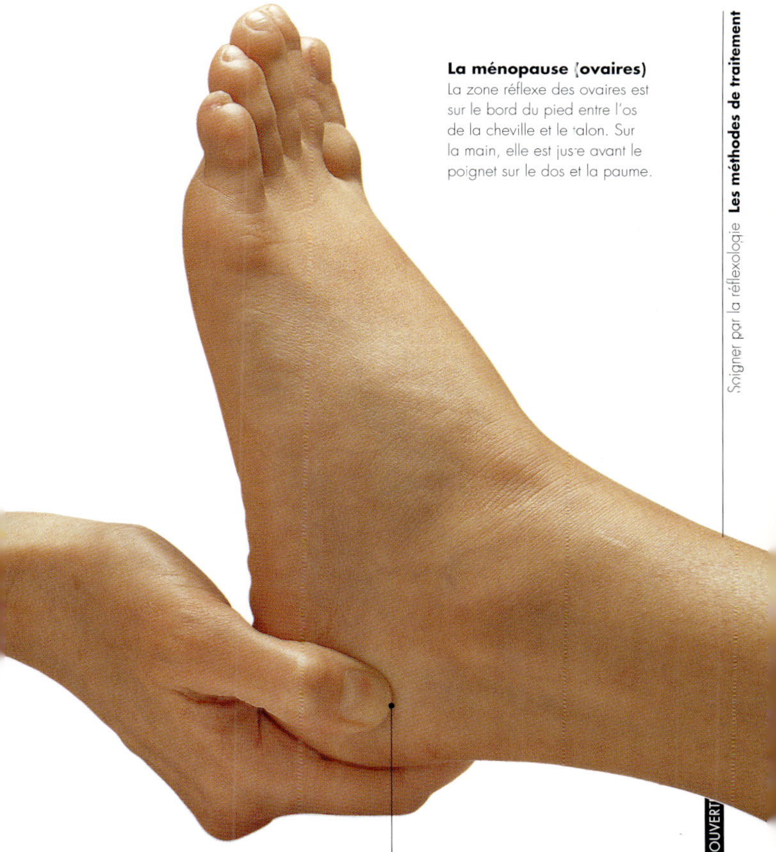

Maux de tête et migraines

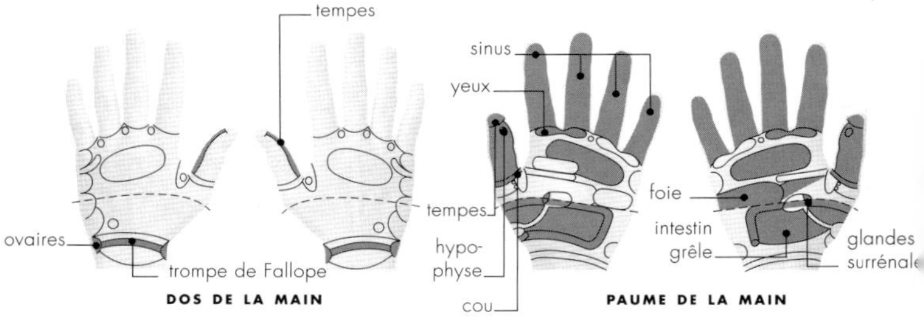

Les maux de tête peuvent être l'expression d'un très grand nombre d'affections dont quelques unes sont sérieuses. Pourtant, la plupart des gens en souffrent parfois sans raison. Des maux de tête fréquents, persistants et handicapants doivent faire l'objet d'une visite médicale, notamment lorsqu'ils se manifestent pour la première fois. En tout état de cause, il est recommandé de reporter à son médecin un mal de tête subit et intense qui peut être le symptôme d'une affection plus grave. Néanmoins, la majorité des maux de tête sont déclenchés par une légère infection virale, le stress physique et mental ou la migraine. Dans ce dernier cas, ils peuvent être accompagnés d'autres symptômes tels que des troubles visuels, des nausées voire des vomissements.

Le traitement

Si possible, il vaut mieux traiter la racine du mal de tête que de simplement soulager la douleur. Pour autant, il n'est pas toujours possible d'identifier la cause du mal et, dans le cas des migraines, il n'existe pas d'explications complètes (même si de nombreux patients souffrant de migraines en connaissent les facteurs déclencheurs).

Les zones réflexes

Si le traitement de la tête fait bien partie du traitement, d'autres zones, liées aux causes des maux de tête, doivent également être manipulées. Le traitement du plexus solaire et, éventuellement, des glandes surrénales est important lorsque le mal de tête est lié au stress ou à l'anxiété. En cas de tension musculaire, le cou, les épaules et le haut de la colonne vertébrale doivent être traités. Les glandes lymphatiques sont manipulées dans le cas d'une infection virale, tout comme les sinus si ces derniers sont enflammés ou congestionnés.

Les migraines

Elles sont causées par la dilatation des vaisseaux sanguins du cerveau et procurent des douleurs intenses. Elles sont souvent accompagnées de symptômes additionnels qu'il faut traiter grâce aux zones réflexes correspondantes. Ces zones incluent l'estomac (nausée), les yeux (troubles visuels), le côlon et l'intestin grêle (réactions allergiques) et, si des facteurs hormonaux ou des troubles menstruels sont en jeu, l'hypophyse et les ovaires.

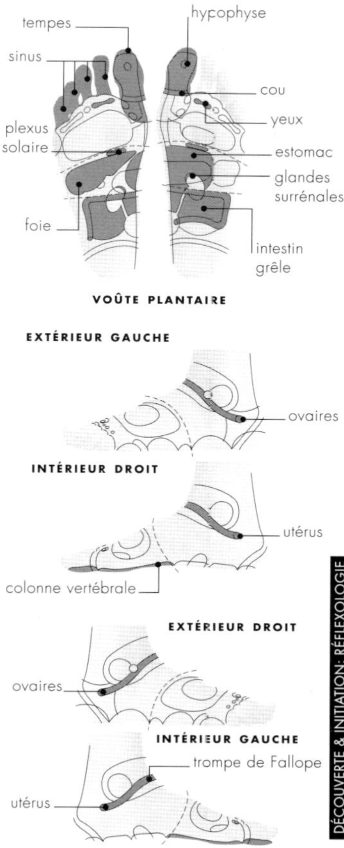

LES MÉTHODES DE TRAITEMENT

Le réflexologue ne se contente pas de soulager et prévenir le retour des maux de têtes et des migraines. Il traite également les zones du corps qui sont responsables du déclenchement de ces affections. Ceci exige une évaluation précise de la situation: le stress, les déséquilibres énergétiques et de nombreuses autres causes réparties sur différentes zones sont en effet, potentiellement, autant de facteurs déclencheurs.

La tête

Les zones réflexes de la tête sont sur le haut, le bord externe et le dessous du gros orteil et se rapportent au cerveau lui-même et au crâne. Sur la main, ces zones sont sur le haut, le dessous et le bord interne du pouce.

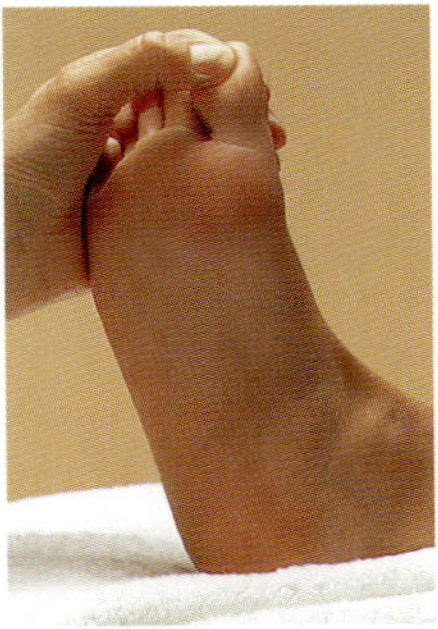

Le cou

Les zones de la gorge et de la nuque se trouvent sous la base du gros orteil et du pouce.

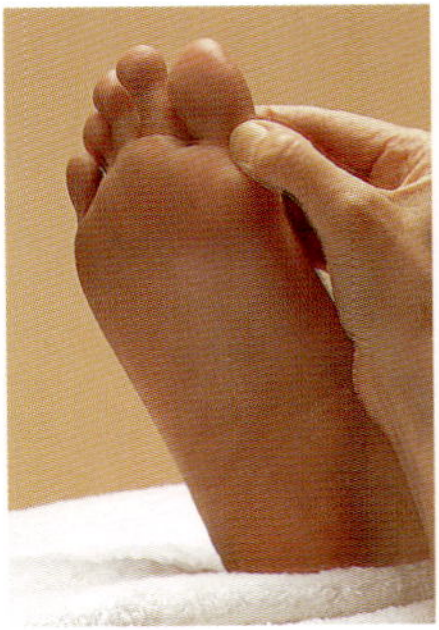

La colonne vertébrale

Les vertèbres cervicales sont situées le long du bord interne du gros orteil et du pouce. Elles sont manipulées en cas de tension du cou et des épaules.

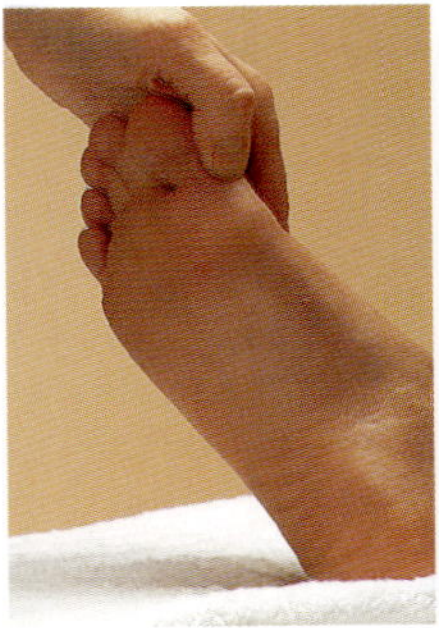

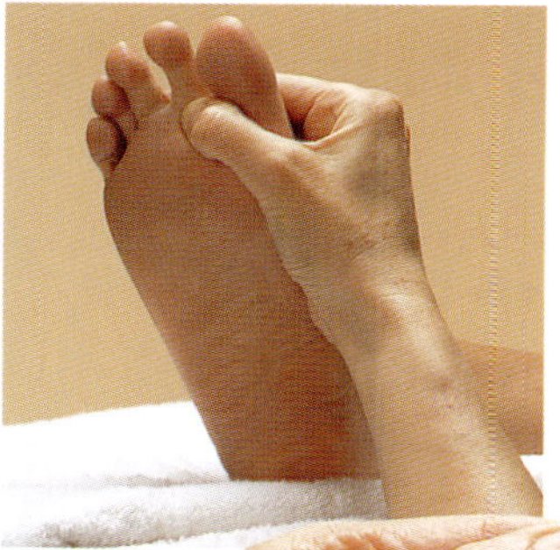

Les yeux

La zone réflexe des yeux se trouve sur la voûte plantaire, à la jonction du second et du troisième orteil. Sur la paume, elle se situe à la jonction du majeur et de l'annulaire.

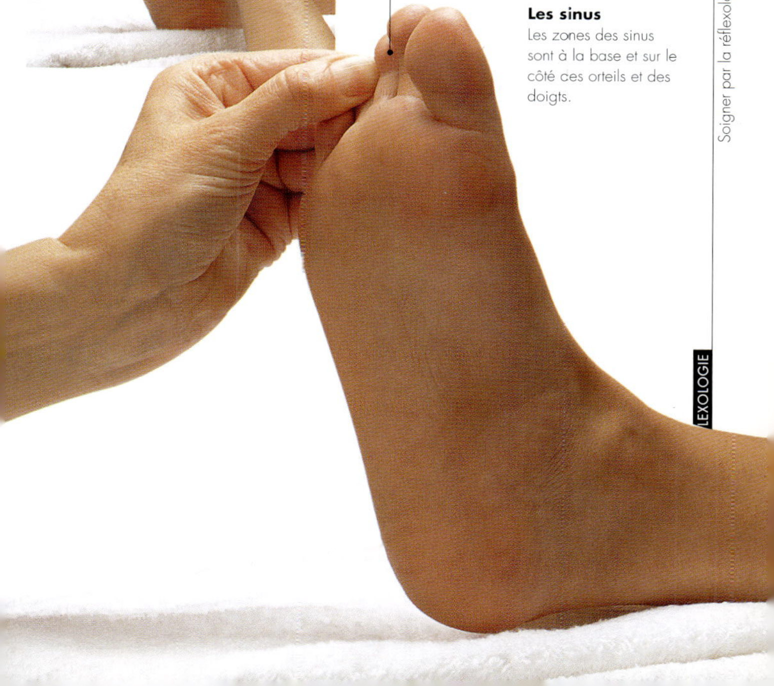

Les sinus

Les zones des sinus sont à la base et sur le côté des orteils et des doigts.

Anxiété et dépression

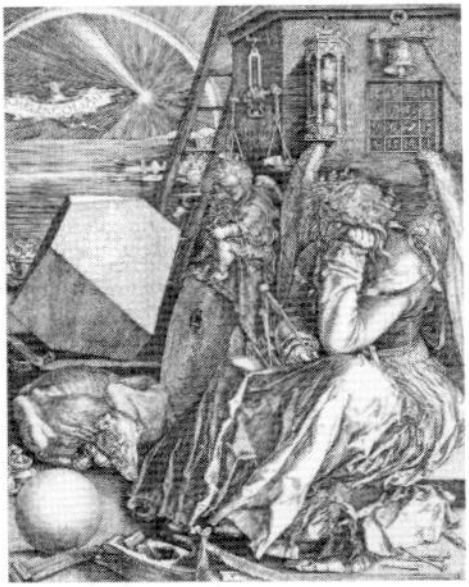

La dépression
Elle ne doit pas être considérée à la légère.

Les périodes d'anxiété et de dépression forment une partie intégrante de notre vie. Néanmoins, il ne faut pas confondre une baisse momentanée de moral et un sentiment prolongé de déprime. L'anxiété, lorsqu'elle se prolonge et qu'elle n'a pas d'objet défini, est incapacitante et s'accompagne souvent d'autres symptômes tels que les troubles de la digestion et du sommeil. Aussi « réelle » que toute autre maladie, la dépression ne s'écarte pas d'un simple revers de la manche.

Rechercher de l'aide

Si la dépression ou l'anxiété vous affecte gravement pour plus de quelques jours, ne ressentez pas d'embarras à consulter votre médecin. Il peut en effet vous conseiller une médication et/ou un suivi psychologique susceptibles de remonter votre moral et permettant de s'attaquer aux causes de votre malaise existentiel. Ce sont deux erreurs que de considérer ces symptômes comme le signe d'une faiblesse de caractère et de croire qu'il revient à vous seul de gérer tant bien que mal cette situation. La guérison peut prendre du temps mais, avec le bon traitement, la plupart des gens s'en sortent bien. Essayez de suivre un régime sain et résistez à la tentation de recourir aux drogues ou à l'alcool pour artificiellement améliorer votre situation. L'activité physique et psychique est par ailleurs susceptible de vous aider à surmonter vos idées noires.

Les bénéfices de la réflexologie

La réflexologie peut vous aider à vous sentir mieux. Outre les zones de la tête et du cerveau, le praticien se concentrera également sur celles des glandes surrénales (anxiété), des glandes endocrines (déséquilibre hormonal) et du plexus solaire (relaxation).

Aux bénéfices directs que sont le soin du corps et le rétablissement de l'équilibre énergétique, s'ajoute également le fait que les patients sont soulagés de pouvoir partager leurs problèmes avec un professionnel à leur écoute. Il faut par ailleurs que le réflexologue soit préparé à d'éventuelles « crises de nerfs » que le traitement, en s'attaquant aux tensions profondes, est en mesure de déclencher.

Les dépressions saisonnières

En hiver, de nombreuses personnes se sentent déprimées en raison du manque de lumière. La réflexologie, en favorisant la relaxation et en stimulant le bien-être, peut être utile.

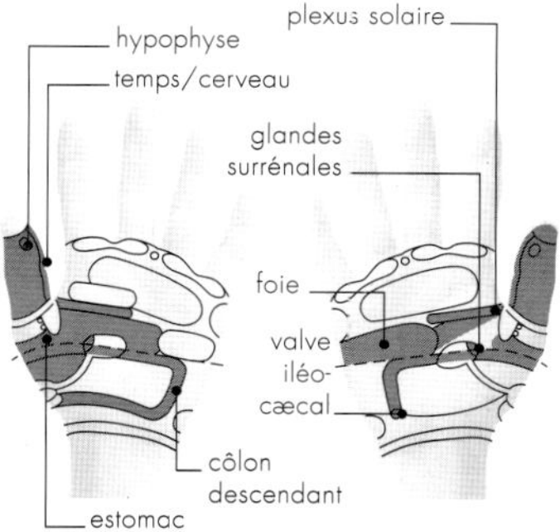

PAUME DE LA MAIN

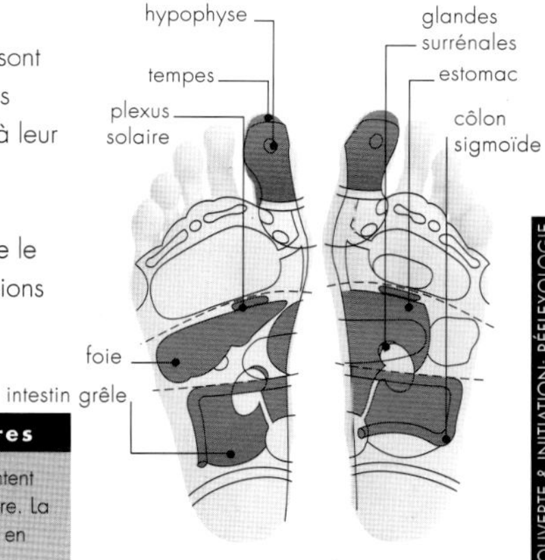

VOÛTE PLANTAIRE

LES MÉTHODES DE TRAITEMENT

Un traitement complet du corps aura un effet bénéfique sur le bien-être général. Il favorise en effet la détente et rétablit l'équilibre énergétique dans un environnement sain et protégé. Le réflexologue se concentrera plus particulièrement sur les zones réflèxes associées aux symptômes individuels. La correction des déséquilibres des systèmes hormonal et digestif peut avoir un effet positif. La manipulation du plexus solaire est, quant à elle, primordiale pour favoriser la relaxation et soulager l'anxiété.

Le plexus solaire
La zone réflexe est au centre de la voûte plantaire. Sur la paume, elle est en zones 2 et 3.

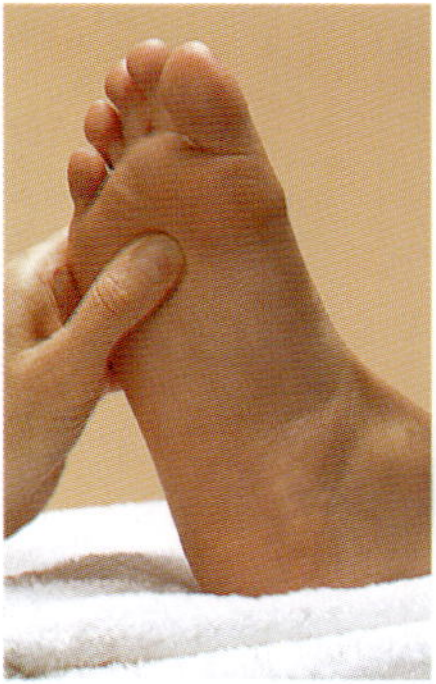

Les glandes surrénales
Elles sont représentées par de petites zones situés sur la voûte plantaire et sur la paume, juste au-dessus de la ligne de taille, en direction du bord interne.

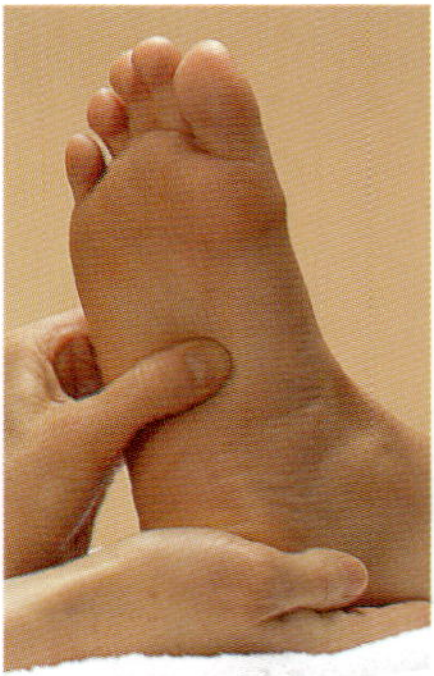

L'hypophyse
Représentée au centre et à la base du gros orteil et du pouce, elle favorise un équilibre hormonal sain.

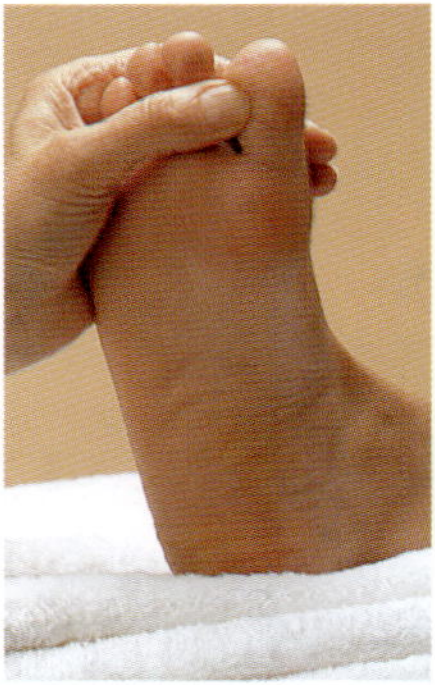

Le foie

La zone du foie est représentée uniquement sur le pied droit et la main droite. Elle traverse les 5 zones de la voûte plantaire et se situe, sur la paume, entre les lignes de taille et du diaphragme.

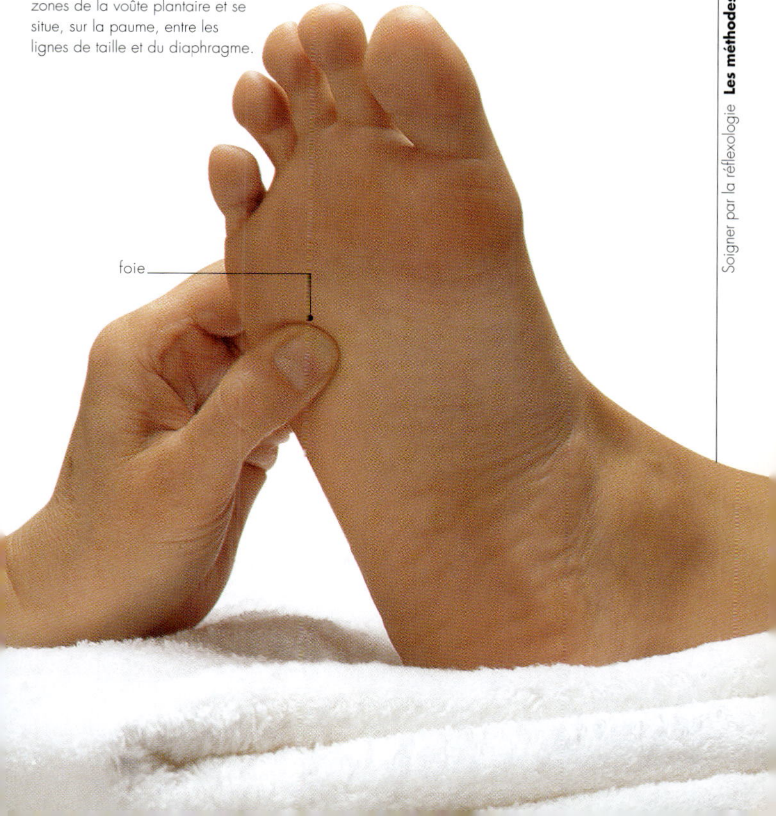

Les troubles du sommeil

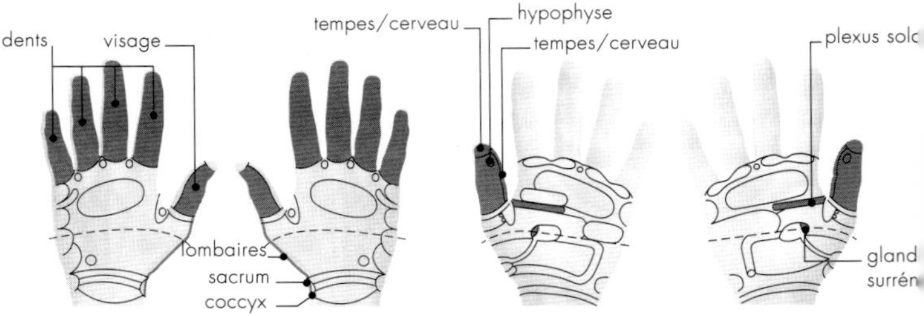

DOS DE LA MAIN

PAUME DE LA MAIN

L'un des problèmes principaux de l'insomnie est le cercle vicieux qu'elle développe: vous vous inquiétez de ne pas pouvoir dormir et cette inquiétude, à son tour, renforce l'insomnie. La plupart des troubles du sommeil ne sont pas liés à une affection grave. Néanmoins, le manque de sommeil peut induire un état de fatigue, d'irritation et des difficultés de concentration. Le manque de sommeil peut également être dangereux pour des personnes conduisant des véhicules ou travaillant sur des machines.

Les solutions

Si vos troubles du sommeil sont liés à une affection (douleurs arthritiques, dépression, etc.), assurez-vous de suivre le traitement approprié. Vous pouvez également améliorer la qualité de votre sommeil en prenant les mesures suivantes: manger léger avant de se coucher, éviter les boissons à la caféine dans la soirée, faire régulièrement de l'exercice et éviter de trop intenses stimulations mentales au moment du coucher. Votre lit doit également être confortable et votre chambre doit être sombre, calme et à la bonne température.

La détente mentale

La réflexologie, dans le cadre des troubles du sommeil, favorise la détente en traitant la tête, le cerveau et les

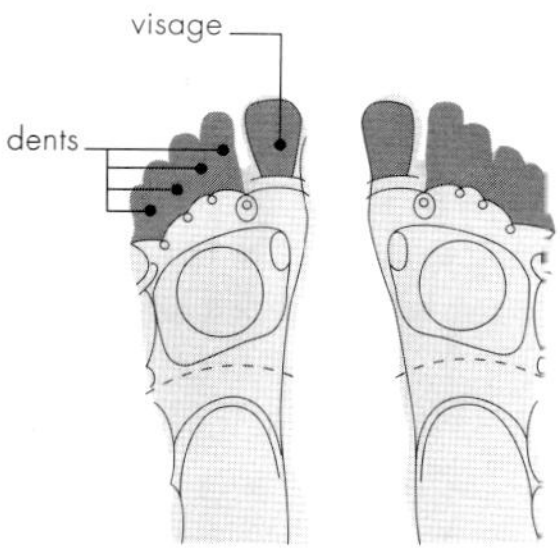

DOS DU PIED

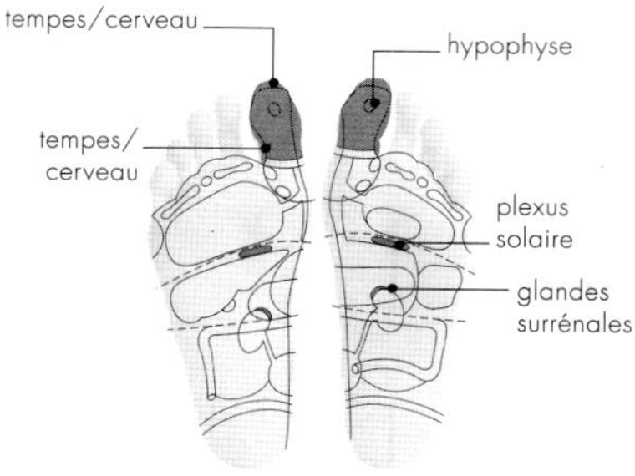

VOÛTE PLANTAIRE

zones réflexes associées (les glandes surrénales pour combattre le stress ou les zones liées aux douleurs du dos et des articulations). Le rééquilibrage global du flux énergétique favorise un sommeil de qualité. De plus, nombre de patients considèrent qu'il est déjà bénéfique pour leur sommeil de pouvoir parler de leurs problèmes à un réflexologue. Cela vaut la peine de favoriser cette approche par rapport à un traitement médicamenteux.

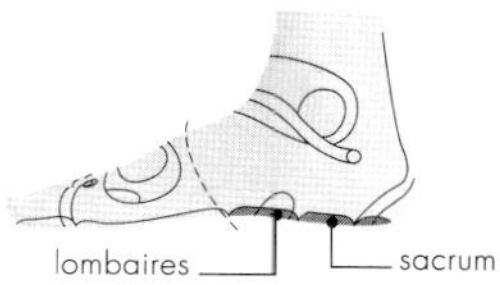

INTÉRIEUR DROIT

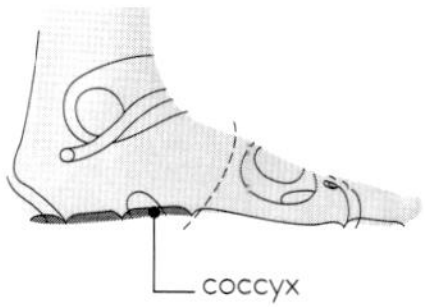

INTÉRIEUR GAUCHE

La juste durée du sommeil

Le temps dont nous avons besoin pour dormir varie selon les personnes et diminue avec l'âge. Si les recherches divergent, il apparaît néanmoins que six heures de sommeil constituent un minimum.

LES MÉTHODES DE TRAITEMENT

Il est important de vérifier avec votre médecin si vos troubles du sommeil ne sont pas liés à une affection qui requiert une médication. De telles affections incluent les douleurs arthritiques, la dépression ou encore les difficultés respiratoires. Les gens déprimés se réveillent souvent tôt et ne peuvent plus se rendormir. Le stress et l'anxiété, en revanche, entraînent des difficultés à s'endormir et sont à l'origine de réveils fréquents pendant la nuit.

Tête et cerveau
Les zones de la tête et du cerveau sont situées à la base et sur la face externe du gros orteil et du pouce.

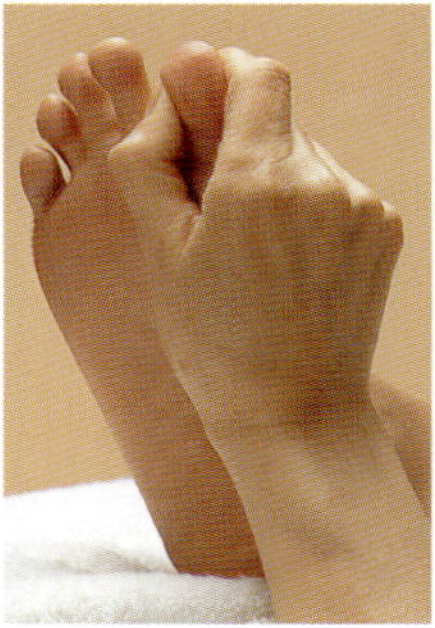

L'hypophyse
Elle est représentée au centre de la pulpe du gros orteil et du pouce.

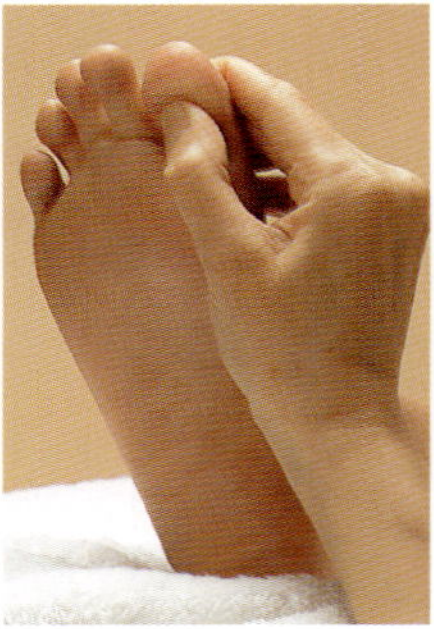

Le plexus solaire
La zone du plexus solaire est en zones 2 et 3, sur la voûte plantaire et sur la paume. Elle est située juste sous la ligne du diaphragme.

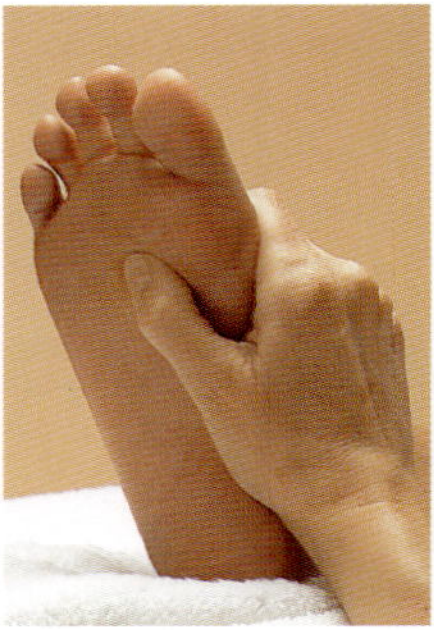

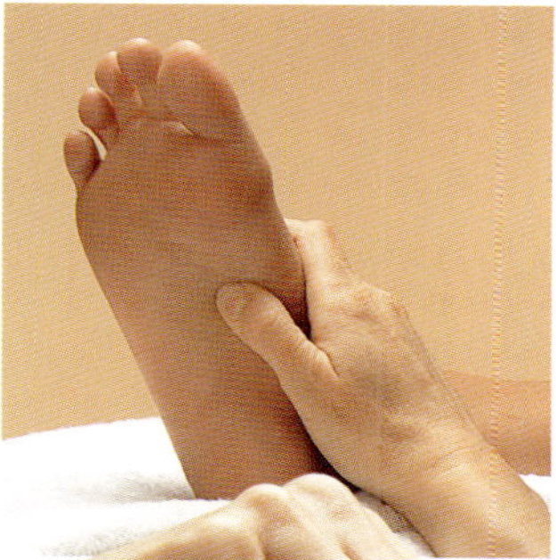

Les glandes surrénales

Le traitement de ces glandes représentées par de petites zones au-dessus de la ligne de taille en direction du bord externe des pieds et des mains favorise la détente.

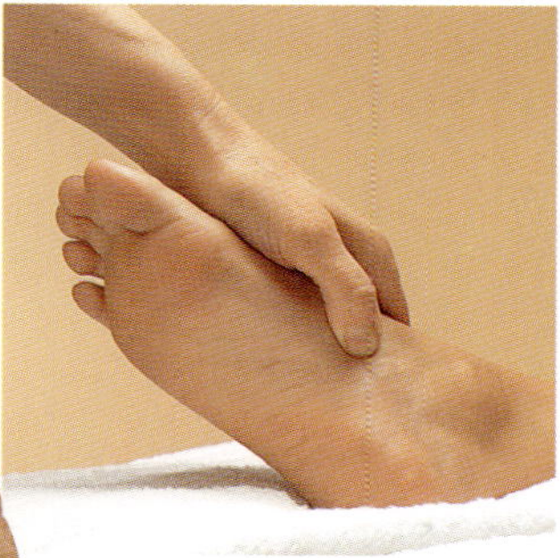

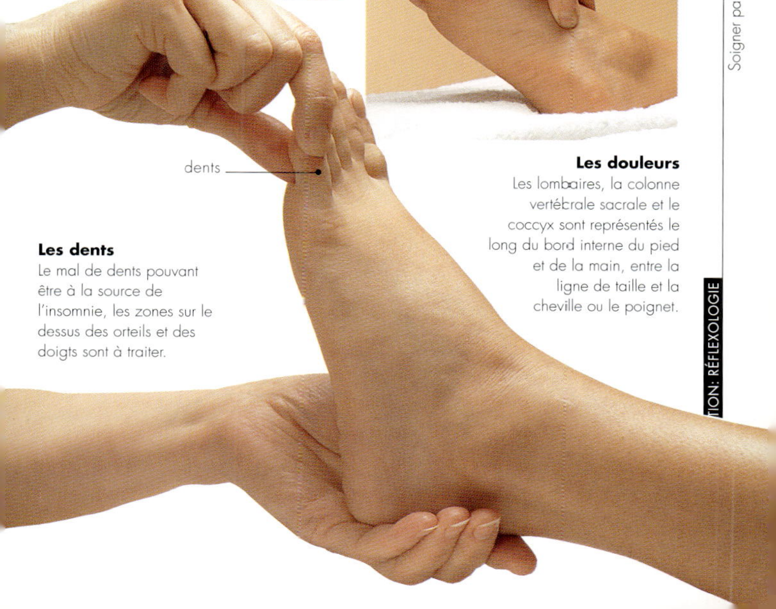

Les douleurs

Les lombaires, la colonne vertébrale sacrale et le coccyx sont représentés le long du bord interne du pied et de la main, entre la ligne de taille et la cheville ou le poignet.

Les dents

Le mal de dents pouvant être à la source de l'insomnie, les zones sur le dessus des orteils et des doigts sont à traiter.

Le mal de dos

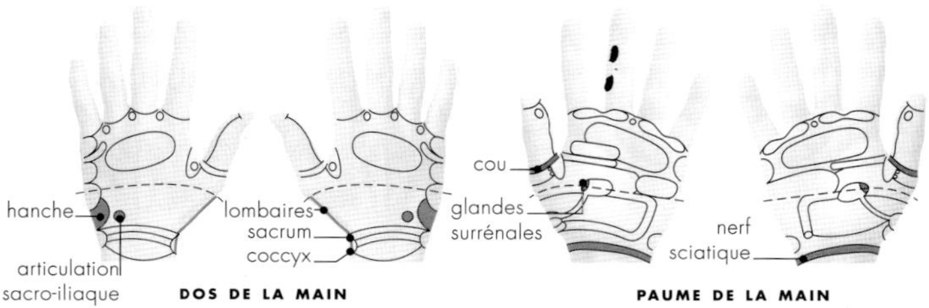

Les douleurs et les raideurs du dos peuvent être causées par une maladie, une blessure musculaire, un coincement nerveux ou un endommagement des articulations ou des vertèbres cervicales. Il est toujours conseillé de consulter votre médecin même si le mal de dos est souvent déclaré « non-spécifique » et disparaît de lui-même. Même si vous pouvez prendre des précautions, le mal de dos, une fois qu'il est apparu, a de grande chances de se manifester à nouveau. Les ostéopathes, les chiropracteurs et les physiothérapeutes traitent de nombreux problèmes de dos et peuvent réduire les risques de récurrence.

Les douleurs du bas du dos

Elles peuvent être liées à de nombreuses parties du corps, outre la colonne vertébrale elle-même. Le traitement est donc appliqué à toutes zones endommagées.

La sciatique

L'inflammation du nerf sciatique cause une douleur extrême dans le bas du dos, les fesses et les cuisses (en fait, tout du long du nerf sciatique lui-même).

Le traitement

Pris en charge à temps par la chiropraxie ou l'ostéopathie, les douleurs du dos peuvent être soulagées. La réflexologie peut également être très efficace bien qu'elle ne permette pas de déterminer les causes du problème. Le traitement du mal au dos résultant de maladies inflammatoires comme les rhumatismes ou de maladies comme l'ostéoporose peut être efficace mais doit être dispensé par un réflexologue confirmé.

Généralement, le praticien traite les zones de la colonne vertébrale et du cou. Il manipule également les zones réflexes associées en fonction de la localisation et du type des douleurs. Ceci peut inclure un traitement des glandes surrénales en cas d'inflammation du nerf sciatique, de la colonne vertébrale en cas de blessure ou de raideur et, enfin, d'autres articulations comme celles de la hanche ou du genoux.

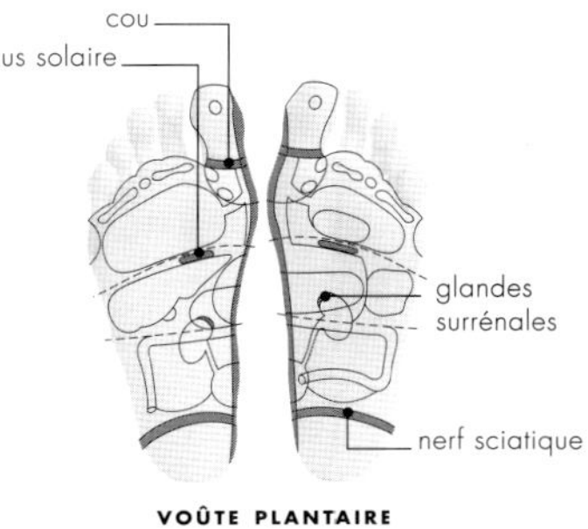

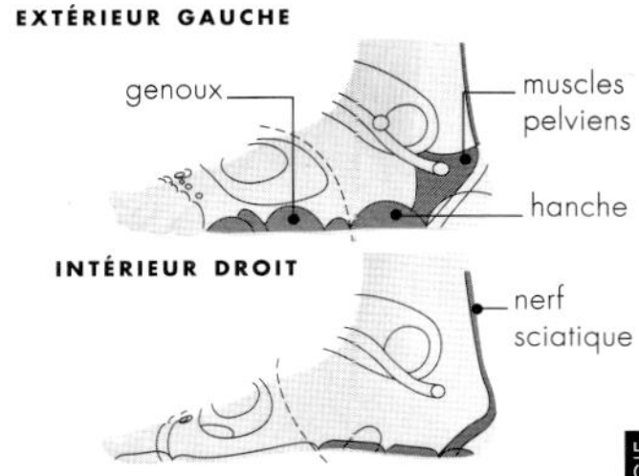

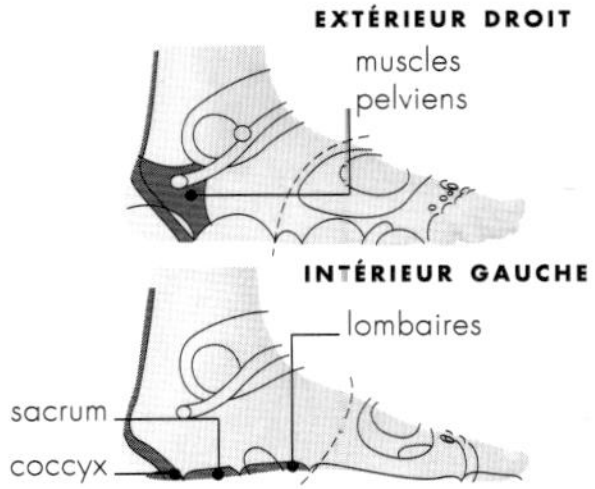

La prévention

Afin de prévenir le mal de dos, soyez attentif lorsque vous soulevez ou déplacez des objets lourds (enfants inclus) et faites de l'exercice pour fortifier les muscles et les ligaments du dos et de l'abdomen.

LES MÉTHODES DE TRAITEMENT

Pour les douleurs du bas du dos, le réflexologue manipule toutes les zones de la colonne vertébrale, des vertèbres cervicales au coccyx, ainsi que la zone du cou. Les autres zones comprennent le plexus solaire (pour soulager la douleur et favoriser la détente), les glandes surrénales (pour les inflammations) et toutes autres parties du corps concernées par la douleur (par exemple, les genoux). Les lombaires et les nerfs sacraux, dans le bas du dos, peuvent être traités pour soulager la sciatique.

Le nerf sciatique
Il est représenté sur une bande qui se déploie sur le talon et le poignet.

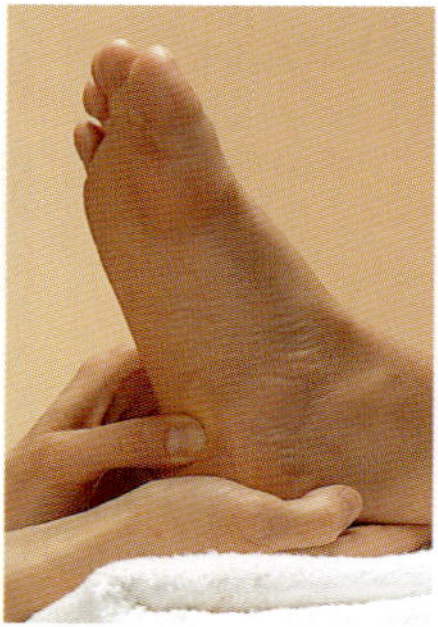

Le plexus solaire
Il se trouve sur une petite zone de la voûte plantaire, juste sous la ligne du diaphragme en zones 2 et 3.

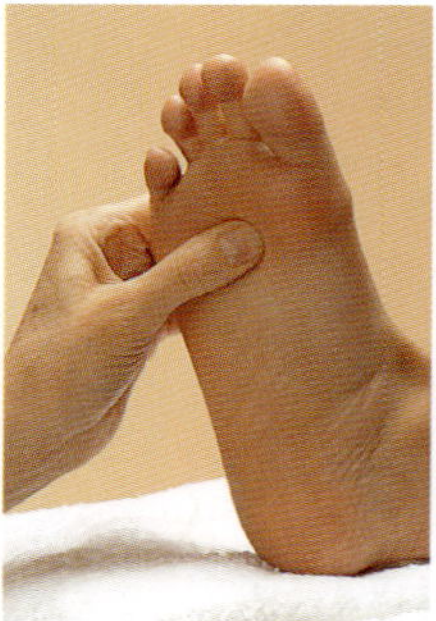

Le coccyx
La zone réflexe du coccyx se trouve juste avant la cheville et le poignet. Elle jouxte les zones des lombaires et du sacrum.

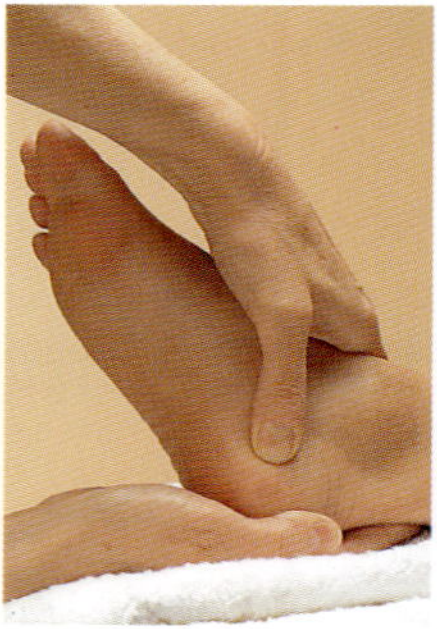

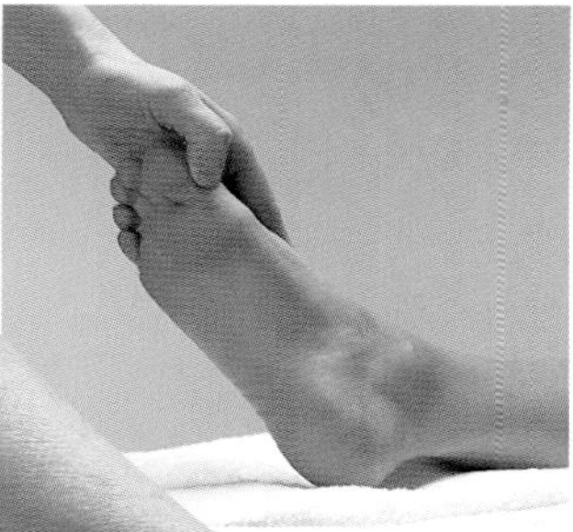

La colonne vertébrale

Elle est représentée le long du bord interne du pied et de la main. Elle débute sous le gros orteil et le pouce avec les vertèbres cervicales.

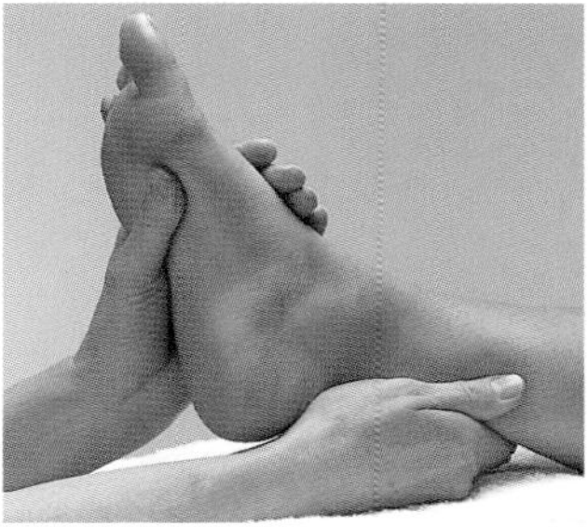

La boucle sciatique

Le nerf sciatique est représenté sur une bande située sur la partie étroite de la base du talon et s'étendant de chaque côté du talon d'Achille.

Articulation sacro-iliaque

Elle est représentée sur la face de l'os de la cheville.

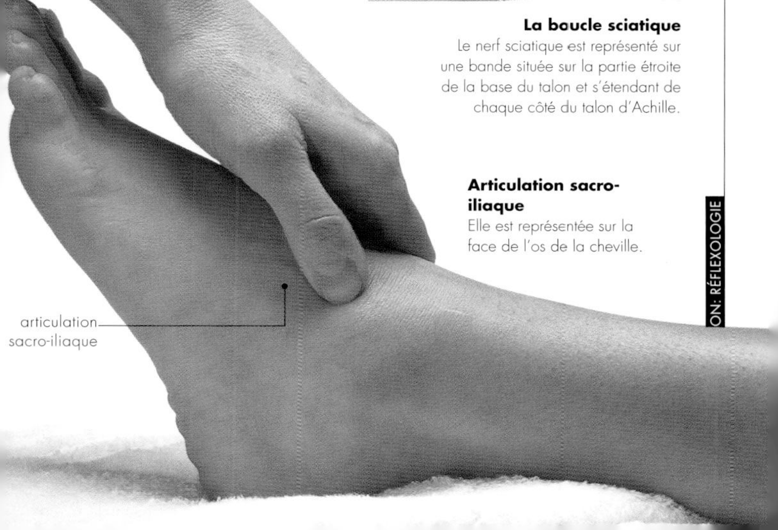

Les douleurs musculaires et articulaires

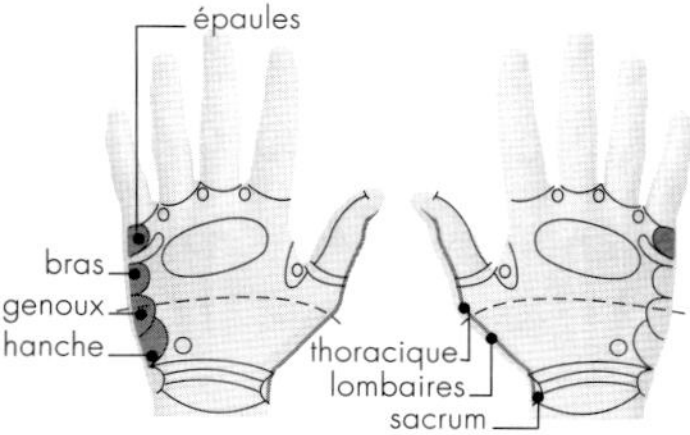

DOS DE LA MAIN

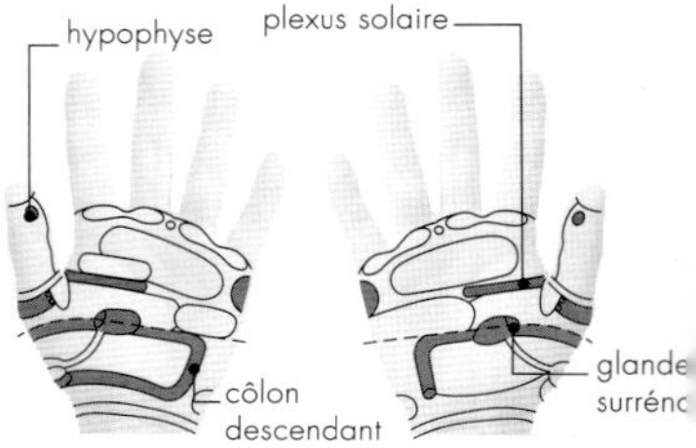

PAUME DE LA MAIN

Toute personne pratiquant un sport ou une activité physique court le risque de se blesser et les débutants inexpérimentés sont encore plus exposés. Les entorses et les foulures sont particulièrement courantes, tout comme les muscles et les ligaments peuvent être facilement endommagés par un faux mouvement ou une mauvaise chute.

Réduire le risque

Il est raisonnable, pour réduire les risques, de suivre un entraînement favorisant force musculaire et souplesse. Vous devez également toujours vous échauffer avant le sport et conclure par une séance de stretching. Il faut par ailleurs soigner une blessure aussi rapidement que possible et suivre ces quatre principes: repos, glace, compression, élévation. Pour éviter toute irritation, n'oubliez pas d'envelopper la glace dans un tissu.

Les blessures répétitives

Elles sont le résultat de la répétition monotone d'un même mouvement sur une longue période et affectent les tissus des épaules, des bras et des mains. Elles sont souvent liées aux conditions de travail et touchent particulièrement les gens travaillant devant l'ordinateur ou sur des lignes de production. Difficile à guérir par les méthodes conventionnelles, ces blessures répondent bien à la réflexologie.

L'arthrite

Elle peut prendre diverses formes qui causent toutes une inflammation des articulations. La plus commune d'entre elles est l'ostéoarthrite qui se développe avec l'âge et touche particulièrement les gens ayant pratiqué une activité physique intense (les footballeurs et l'arthrite du genou par exemple). Les traitements classiques visent à combattre l'inflammation, soulager la douleur et maintenir la flexibilité. La réflexologie, quant à elle, peut améliorer leur efficacité.

Le réflexologue traite les zones concernées ainsi que les glandes surrénales (en cas d'inflammation) et le plexus solaire (pour favoriser la relaxation).

Prendre soin de soi

Evitez toute tension inutile de vos articulations et tâchez de garder un poids raisonnable. Pratiquez une gymnastique légère qui renforce les muscles soutenant les articulations.

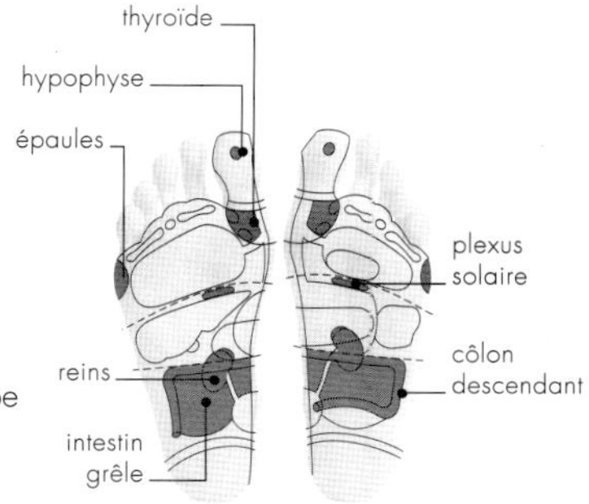

VOÛTE PLANTAIRE

EXTÉRIEUR GAUCHE

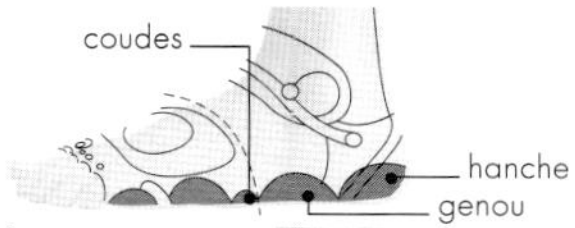

INTÉRIEUR DROIT

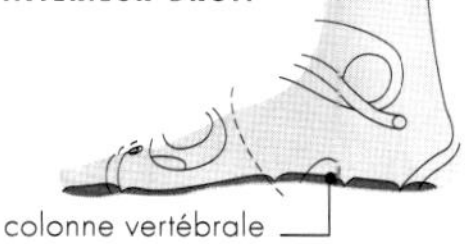

EXTÉRIEUR DROIT

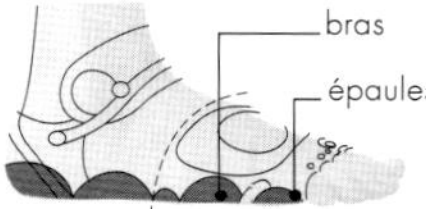

INTÉRIEUR GAUCHE

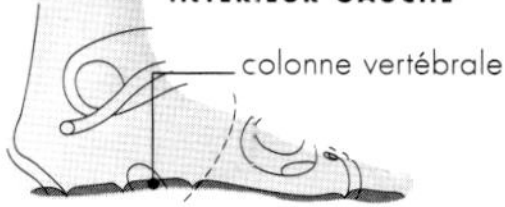

LES MÉTHODES DE TRAITEMENT

Le réflexologue se concentre sur les zones les plus affectées. Etant donné que l'arthrite rhumatismale touche parfois le pied, le praticien devra travailler avec précaution, particulièrement dans le cas où la main ne peut pas servir de substitut. Pour les blessures répétitives, le traitement porte sur les zones liées (la cheville pour le poignet par exemple). Les zones réflexes devant être manipulées dans le cas des blessures sportives dépendent de la région affectée.

La hanche

Elle est représentée sur le bord externe du pied, sur une zone en forme de demi-lune située juste avant la cheville. Sur le dos de la main, elle se situe entre le poignet et la ligne de taille.

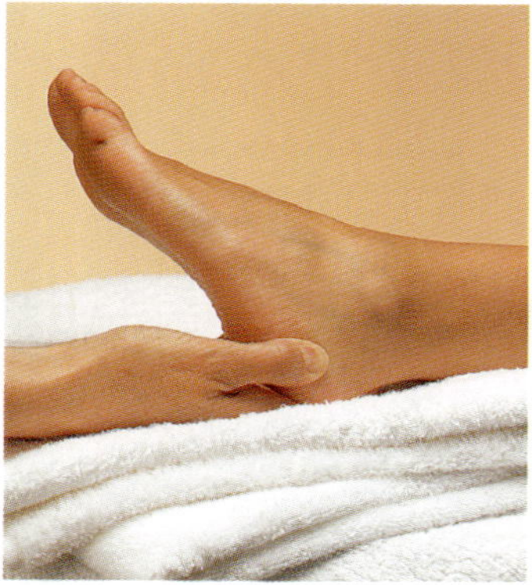

Les bras

Ils sont représentés sur le bord externe du pied, de la base du petit orteil à l'excroissance osseuse située vers le milieu du pied.

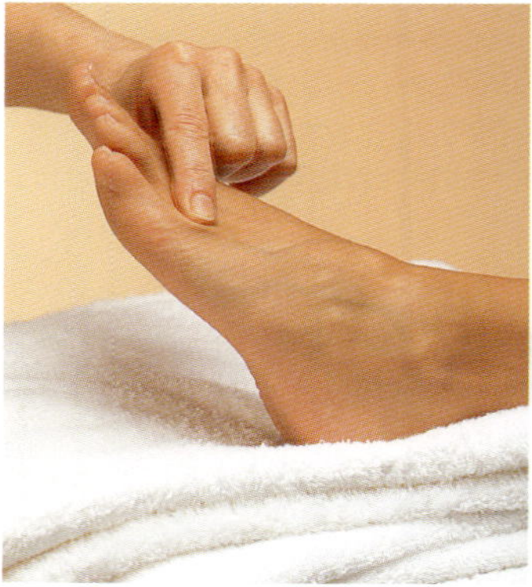

Les genoux

Ils sont représentés par une zone en forme de demi-lune située sur le bord externe du pied et entre l'excroissance osseuse du milieu du pied et l'arrière de la cheville.

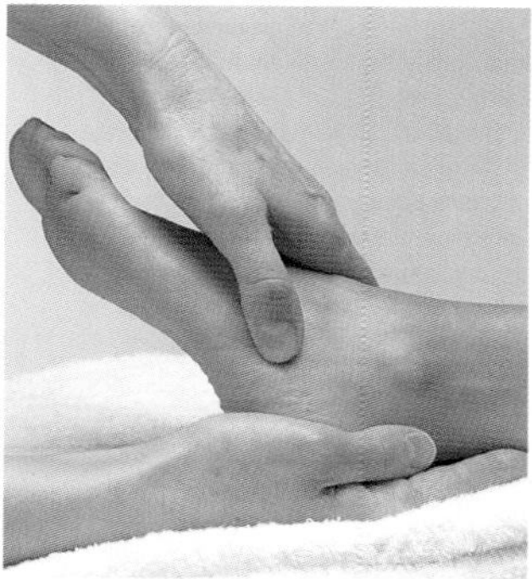

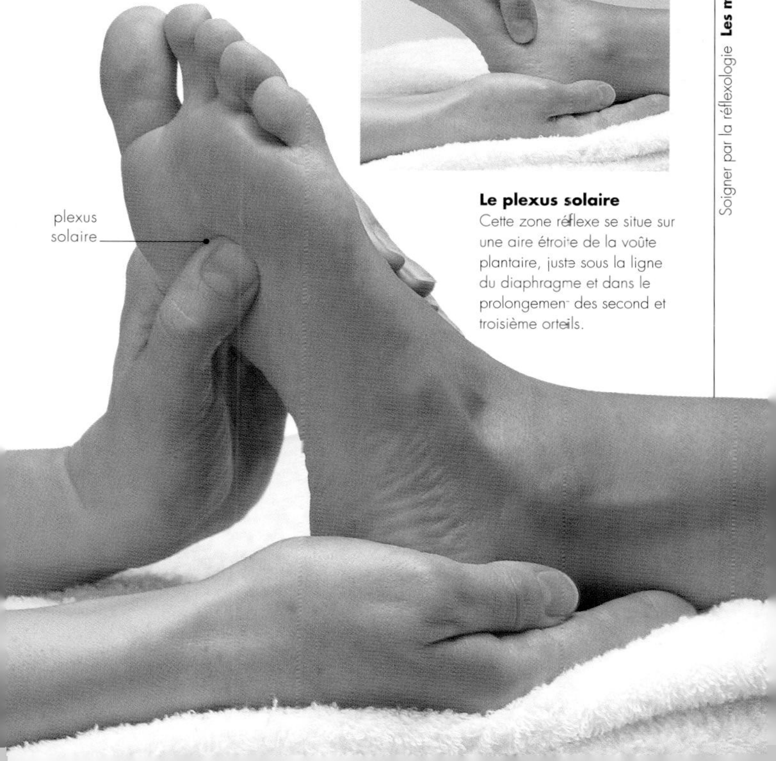

Le plexus solaire

Cette zone réflexe se situe sur une aire étroite de la voûte plantaire, juste sous la ligne du diaphragme et dans le prolongement des second et troisième orteils.

Les yeux et les oreilles

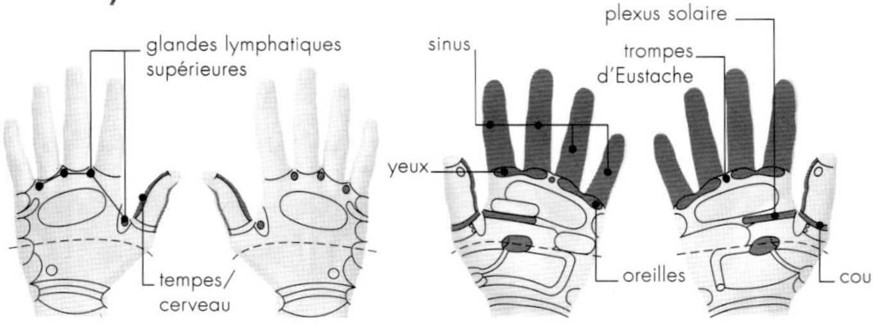

DOS DE LA MAIN **PAUME DE LA MAIN**

Les affections des yeux et des oreilles autres que clairement mineures doivent être examinées par un médecin afin d'exclure toute maladie sérieuse. Les troubles de la vue sont parfois causés par un problème nécessitant un traitement classique. Ils sont parfois dus à une détérioration du fond de l'œil chez des patients souffrant de diabète. Selon les causes, une détérioration graduelle de l'ouïe n'est pas toujours traitable. Un médecin peut néanmoins conseiller une prothèse auditive pour améliorer la situation. Les infections sont une cause courante des troubles visuels et auditifs. Dans le cas où ces troubles se prolongent, il peut être nécessaire de recourir à un traitement antibiotique. Néanmoins, et le plus souvent, les troubles des yeux et des oreilles ne sont pas médicalement signifiants, même s'ils peuvent être très gênants et constituer un obstacle au cours normal des activités.

La conjonctivite

Lorsque la membrane tapissant la paupière s'enflamme (infection ou allergie), les yeux deviennent rouges et démangent. Cette affection, la conjonctivite, est traitée par le réflexologue en manipulant la zone des yeux et les zones associées que sont celles des glandes lymphatiques supérieures (en cas d'infection), des glandes surrénales (en cas d'allergie) et, parfois, des reins (qui, en tant que zone liée, se trouvent sur la même longitude énergétique que les yeux).

Douleurs et sifflement de l'oreille

Les douleurs de l'oreille sont souvent le résultat d'une infection. Le traitement consiste à manipuler la zone de l'oreille et celles des glandes lymphatiques supérieures (contre l'infection), des trompes d'Eustache (pour soulager la congestion) et du plexus solaire (pour la relaxation).

Le sifflement des oreilles n'est que difficilement traitable par la médecine classique. Certains patients sont cependant soulagés par un appareil électronique produisant un « bruit blanc » et couvrant le sifflement. Le traitement réflexologique se concentre sur les tempes, le cou, les vertèbres cervicales et les sinus.

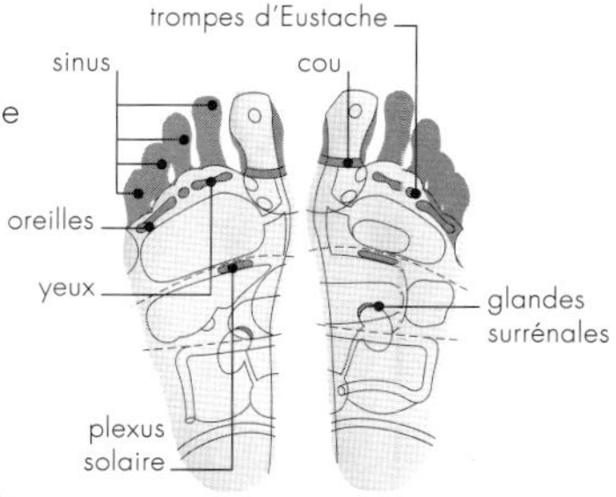

VOÛTE PLANTAIRE

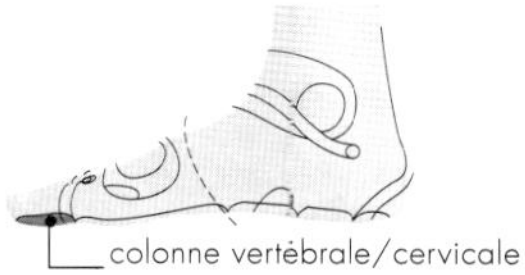

INTÉRIEUR DROIT

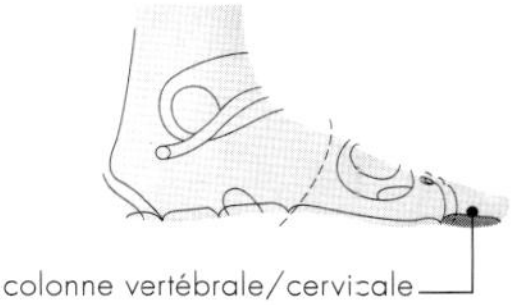

INTÉRIEUR GAUCHE

LES MÉTHODES DE TRAITEMENT

Pour les troubles de l'ouïe, la praticien manipule, outre la zone de l'oreille, la zone des trompes d'Eustache qui relie la gorge à l'oreille interne. Si la trompe d'Eustache est congestionnée suite à une infection ou une allergie, elle peut affecter l'ouïe et provoquer des sifflements. L'irritation des yeux (après une légère allergie ou l'intrusion d'un corps étranger) peut être traitée par la zone réflexe des yeux.

Les douleurs de l'oreille
La zone des oreilles se trouve sur une bande étroite à la base des quatrième et cinquième orteils. Sur la main, elle est juste sous la jonction de l'annulaire et de l'auriculaire.

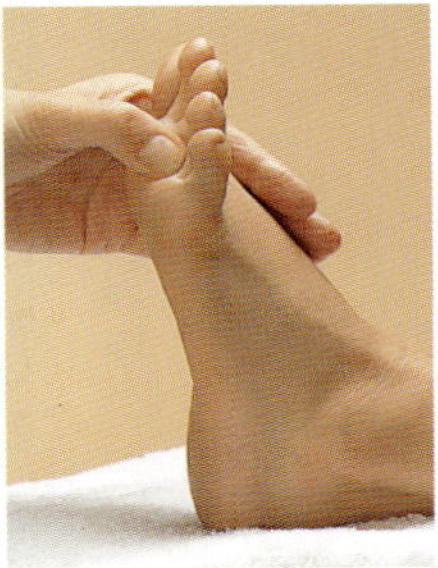

La congestion
La trompe d'Eustache est représentée sur la voûte plantaire, juste à la base des troisième et quatrième orteils. Sur la main, elle est sous la jonction du majeur et de l'auriculaire.

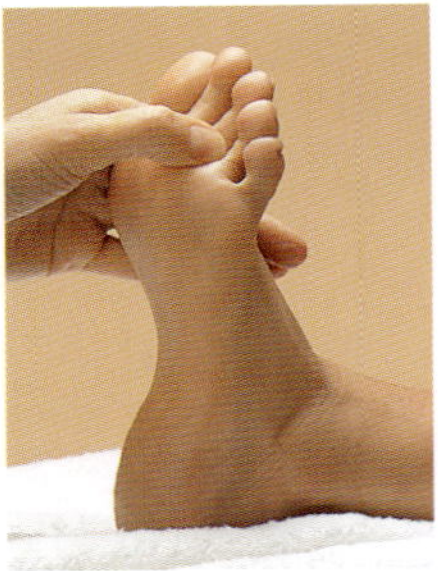

Les zones alternatives
La trompe d'Eustache se retrouve au même endroit sur le dos du pied et de la main: au-dessus de la jonction des troisième et quatrième orteils (majeur et auriculaire).

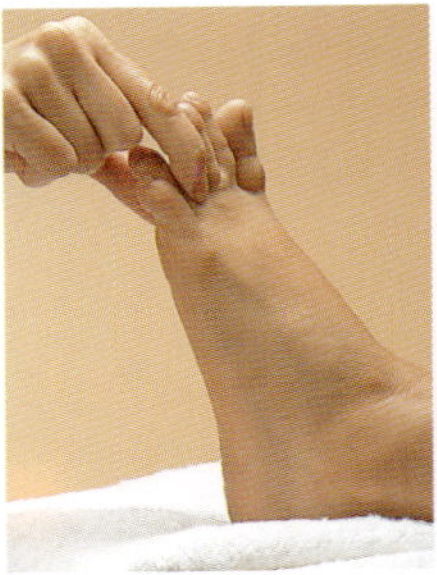

L'irritation des yeux

Les yeux sont représentés juste sous la jonction des second et troisième orteils. Sur la main, ils sont sous la jonction de l'index et du majeur.

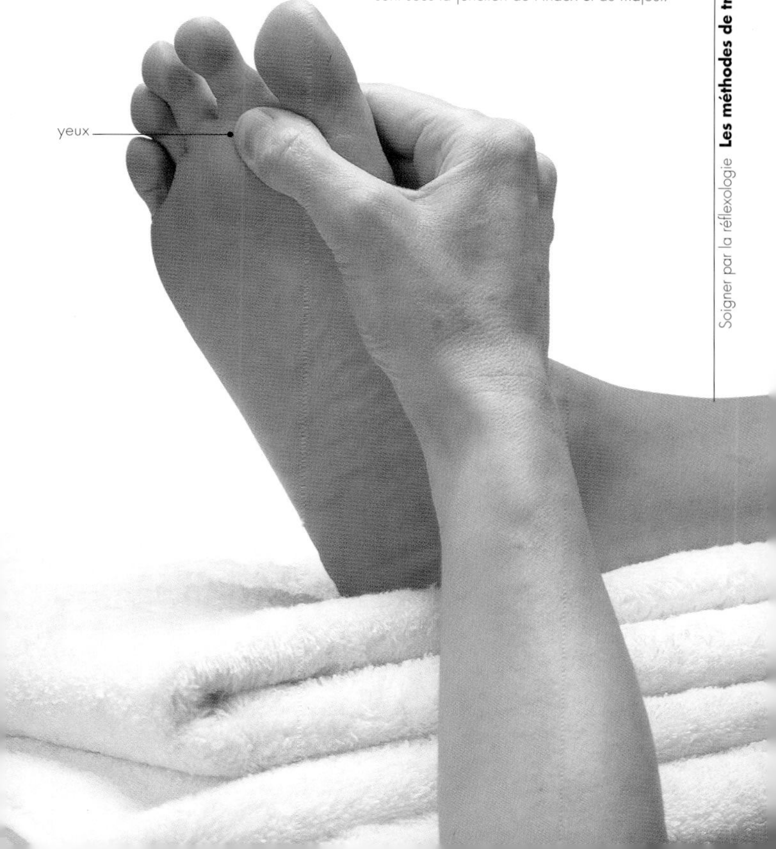

Les allergies

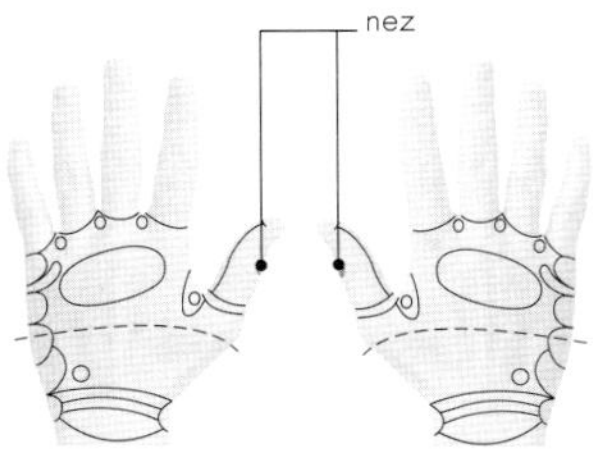

DOS DE LA MAIN

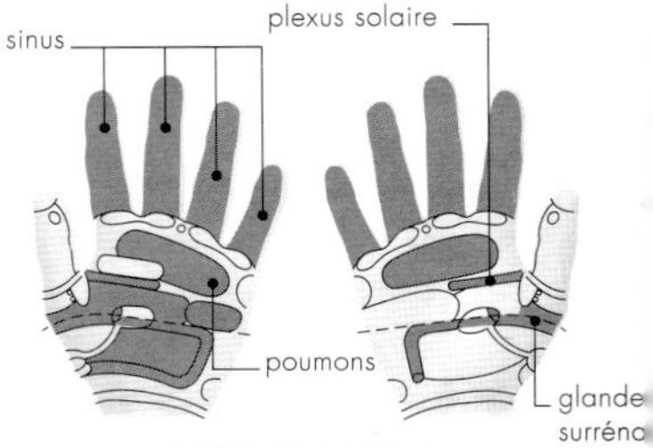

PAUME DE LA MAIN

Une allergie se développe lorsque le système immunitaire réagit à une substance bénigne comme s'il s'agissait d'un virus ou d'une bactérie. Cette substance, l'allergène, peut être avalée, inhalée et répandue sur la peau (ou sous la peau comme dans le cas d'une piqûre d'insecte). Le système immunitaire rassemble alors ses troupes (histamines et autres cellules) pour combattre l'envahisseur et c'est cette lutte qui peut déclencher un grand nombre de symptômes. Les allergies sont de plus en plus répandues et peuvent représenter un réel danger pour la santé comme dans le cas, par exemple, de l'asthme.

Les symptômes

Selon les cas, l'allergie se manifeste par un rhum des foins, une rhinite, une inflammation de la peau, des troubles respiratoires, de l'asthme, des nausées ou encore des vomissements. Plus rarement, un choc anaphylactique peut se manifester et se révéler fatal en l'absence de traitement rapide (injection de cortisone).

Il est important d'identifier les facteurs déclencheurs de l'allergie et de prendre les mesures nécessaires pour éviter au maximum de rentrer en contact avec ces derniers. Le coupable est bien souvent facile à identifier: nombreuses sont par exemple les réactions allergiques aux acariens, aux poils d'animaux ou aux pollens. Les médicaments sont nécessaires en cas d'asthme et sont souvent utiles pour apaiser d'autres allergies.

Réduire les symptômes

Bien que le réflexologue (ou le médecin classique) ne soit pas en mesure de guérir une allergie, il peut néanmoins en réduire les symptômes. La réflexologie tente d'atteindre cet objectif en traitant les zones affectées du corps. Selon les cas, les zones réflexes incluent le nez, les sinus, les poumons, la peau et le système digestif. La manipulation des glandes surrénales et de la rate peut réduire la réaction allergique et le traitement du plexus solaire favorise la relaxation (ce qui peut se révéler d'une grande importance pour les patients souffrant d'asthme).

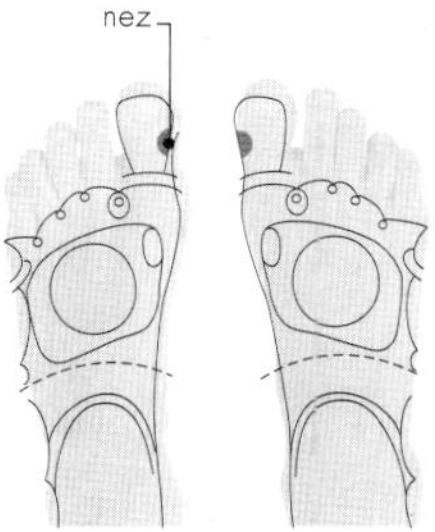

DOS DU PIED

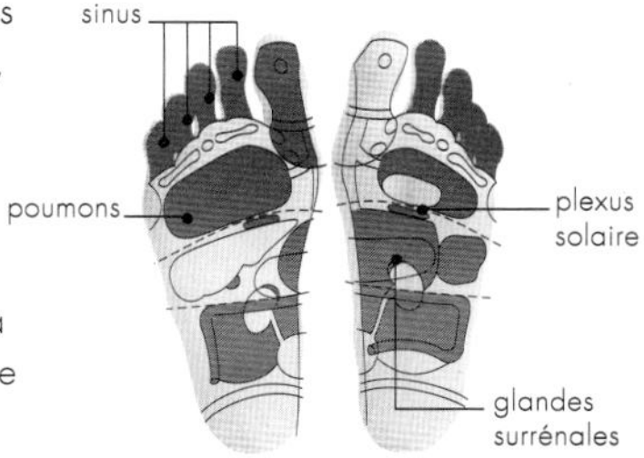

VOÛTE PLANTAIRE

LES MÉTHODES DE TRAITEMENT

Selon les cas, diverses parties du corps peuvent être affectées par les allergies et le choix des zones réflexes à manipuler varie donc en conséquence. Dans le cas de l'asthme, par exemple, on se concentrera particulièrement sur les poumons. D'autres zones signifiantes, celles du nez, des yeux, des sinus, de la gorge, des trompes d'Eustache, des glandes surrénales et du plexus solaire, sont manipulées dans toutes les réactions allergiques pour réduire les symptômes et favoriser la relaxation.

Les poumons
Ils sont représentés sur presque toute la largeur de la voûte plantaire, du second au cinquième orteil. Sur la main, ils se trouvent à la base des quatre doigts.

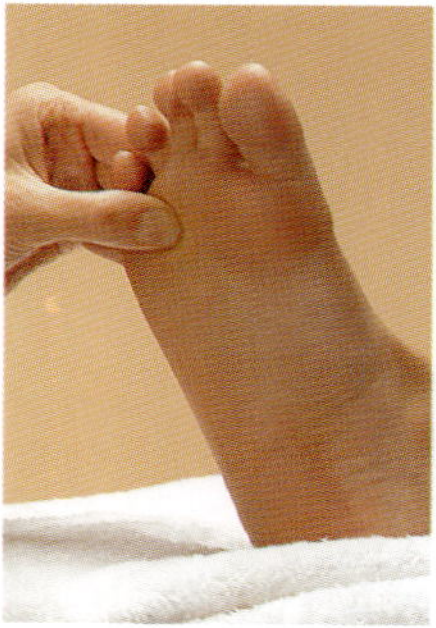

Les sinus
Ils se trouvent à la base et sur le bord des orteils, et sur le devant et le bord des doigts. Dans le cas du rhume des foins ou de la rhinite, le traitement des sinus est important car il permet d'éliminer l'excès de mucus et de soulager la congestion.

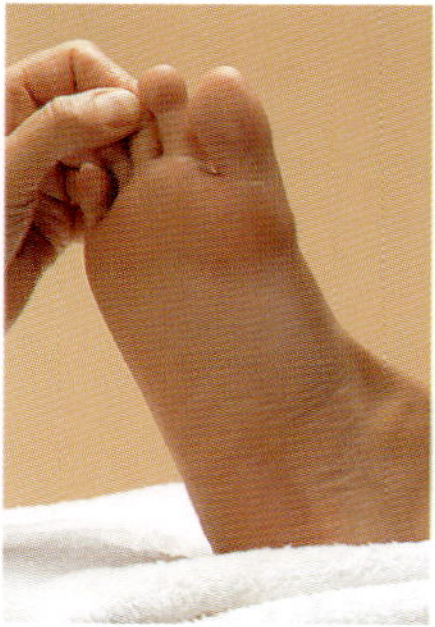

Les glandes surrénales
Elles sont représentées sous la ligne de taille de la main et du pied, en direction de leur bord interne. Le traitement des glandes surrénales permet par exemple de soulager des maux de tête dus à une réaction allergique.

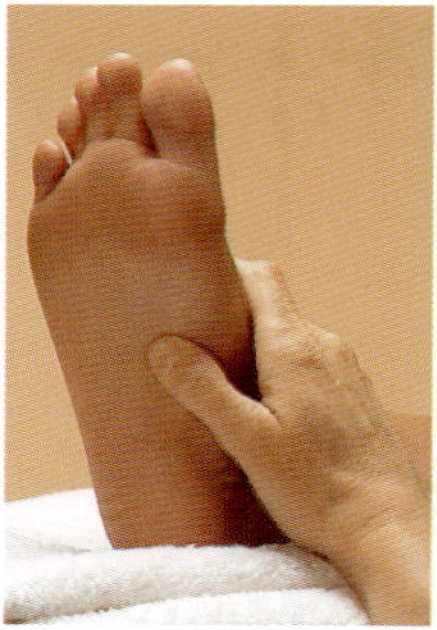

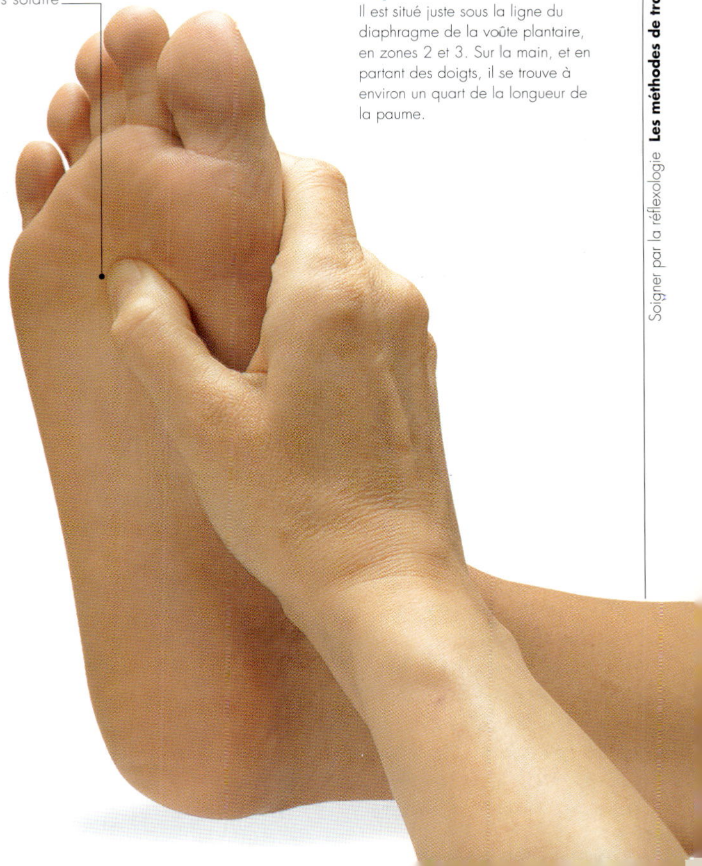

Le plexus solaire

Il est situé juste sous la ligne du diaphragme de la voûte plantaire, en zones 2 et 3. Sur la main, et en partant des doigts, il se trouve à environ un quart de la longueur de la paume.

Le suivi

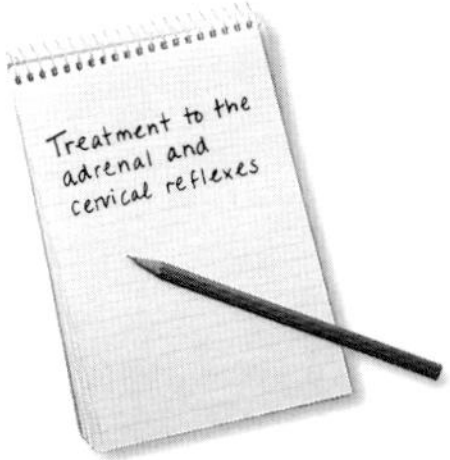

Le carnet de bord
Le réflexologue tient un carnet portant sur les traitements de son patient.

Avant que ne débute le traitement, le réflexologue évalue le nombre de séances qui sera nécessaire. Chaque séance dure au moins une heure et, dans la plupart des cas, un minimum de trois séances est requis pour évaluer si le patient bénéficie réellement du traitement. La durée complète du traitement varie mais, en moyenne, il comprend de trois à six séances à raison d'une séance par semaine. Si, au-delà de ce délai, l'état du patient ne s'est pas amélioré, il n'y a guère de raison de prolonger le traitement.

Les effets secondaires

La fréquence et le type de réaction au traitement varient en fonction de chaque personne. De nombreux patients éprouvent des effets secondaires dans un délai de un à deux jours. Ils peuvent ressentir, entre autres, un besoin plus fréquent de se rendre aux toilettes, développer une légère nausée ou de brefs maux de tête. Toutes ces manifestations sont le signe que le corps réagit au traitement et commence à se soigner par lui-même. Les thérapeutes complémentaires définissent ces manifestations comme une « crise de guérison » pour évoquer la suppression des toxines induite par le traitement.

La durée

Lorsque le traitement est dispensé pour une affection ou un symptôme spécifiques, les premières améliorations se font sentir lentement, au fur et à mesure que se rétablit l'équilibre énergétique. Néanmoins, et sans que les symptômes eux-mêmes se soient encore perceptiblement améliorés, le traitement procure une sensation générale de bien-être qui permet au patient de mieux supporter son affection.

Le carnet de bord

Tout réflexologue tient à jour un dossier précis pour chaque patient. Ce dossier inclut un résumé de la situation de départ, un descriptif complet du déroulement de chaque séance et la réaction du patient au traitement. Une fois que le traitement est terminé, le réflexologue peut conseiller de suivre un programme d'entretien constitué de consultations moins fréquentes et dont le but est de maintenir à long terme les bénéfices du traitement initial.

De nombreuses personnes ayant bénéficié de la réflexologie continuent de consulter à intervalles réguliers (toutes les quatre ou six semaines). Ils entendent ainsi rester en bonne en santé et gérer le stress quotidien. De plus, le réflexologue peut encore être utile, dans le cas d'une rechute ou de l'apparition de nouveaux symptômes.

LES CAS PARTICULIERS

La réflexologie peut être bénéfique à tout âge et seules les approches sont susceptibles de varier. Une attention particulière et une grande expérience sont ainsi requises pour traiter une femme enceinte. De même, et en l'absence d'un cadre strict, l'autotraitement doit être exclu pendant la grossesse. Si les bébés et les enfants réagissent bien à la réflexologie, il ne faut néanmoins pas s'attendre à ce qu'ils restent sage durant l'heure standard de traitement. Pour eux, donc, les séances doivent être abrégées. Les personnes âgées apprécient souvent le contact physique propre à la séance de réflexologie. Ce contact soulage leurs maux, tout aussi bien mineurs que majeurs. Pour une cartographie complète des zones réflexes, reportez-vous aux pages 30–37

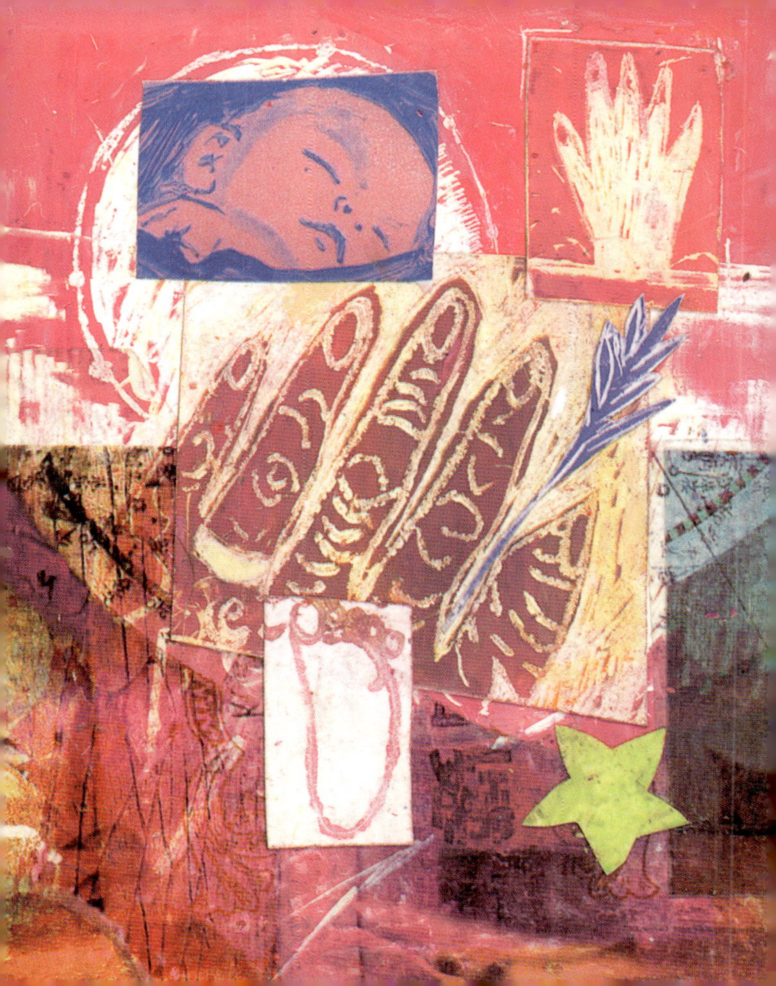

Les bébés et les enfants

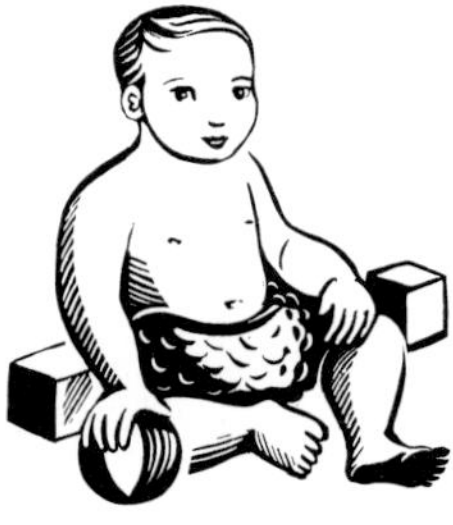

Commencer tôt
Les plus jeunes profitent tout autant des avantages de la réflexologie que les adultes.

En principe, le traitement réflexologique du bébé ou du jeune enfant est similaire à celui de l'adulte. Dans le pratique, pourtant, le réflexologue travaille d'une manière différente. Naturellement, le plus gros de la discussion portant sur les symptômes et le style de vie se tiendra entre le praticien et le parent ou l'adulte présent. Bien sûr, un enfant plus âgé pourra participer et il est même bon de l'encourager à s'investir dans cette phase initiale.

L'installation

Un bébé ou un jeune enfant sera sans doute plus relaxé s'il est assis sur les genoux de sa mère. Le praticien se tiendra alors légèrement de côté pour manipuler son jeune patient.

Il est important de faire en sorte que les trois participants se sentent confortablement installés. Un enfant plus âgé et assez grand peut déjà prendre place sur le siège de consultation.

Le traitement

Le réflexologue choisit de manipuler les pieds, les mains ou les deux à la fois en fonction du seuil de tolérance de l'enfant.

Dans tous les cas, le praticien doit faire preuve d'une plus grande précision qu'avec l'adulte, et ce, bien évidemment, en raison de la plus petite taille des pieds et des mains du jeune patient. En dépit de cette différence de taille, le cours du traitement sera néanmoins organisé d'une manière analogue et les différences restent minimes.

Quand arrêter

En règle générale, l'enfant apprécie le traitement et le bébé le considère même parfois comme un jeu. Pourtant, si le jeune patient montre des signes d'inquiétude et de nervosité, mieux vaut faire une pause dans le traitement. Si l'enfant ne s'est pas calmé entre-temps, il est inutile de persister.

Les résultats

Souvent, les enfants réagissent plus rapidement que les adultes à la réflexologie. Peut-être est-ce dû au fait que leur jeune corps conserve encore toute sa faculté d'autoguérison. De même, le flux énergétique de l'enfant est plus facilement débloqué, tout comme son équilibre est plus aisément restauré. La réflexologie profite particulièrement aux enfants qui, sans être véritablement malades, souffrent de symptômes gênants : mal de dents ou coliques par exemple. Elle est également utile pour traiter les troubles émotionnels comme l'anxiété ou les troubles chroniques comme les allergies.

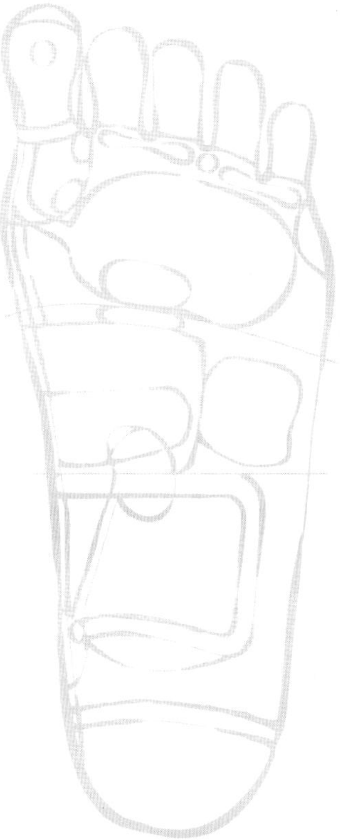

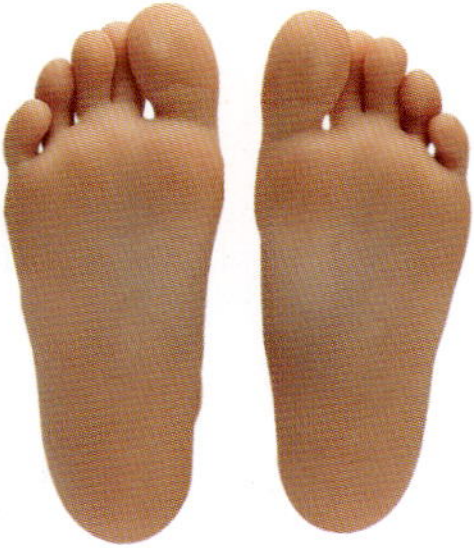

Traiter l'enfant
Le traitement du bébé doit durer environ 30 minutes (la moitié d'une séance adulte). Les zones réflexes du jeune patient sont en effet plus petites.

LA BONNE APPROCHE

Pendant le traitement de l'enfant, le réflexologue et les parents doivent agir de concert. Toute la question réside dans le fait de garantir à l'enfant les conditions de son confort et de son calme. En effet, le réflexologue a besoin de suffisamment de temps pour faire son travail sans pour autant aller au-delà des limites de l'enfant.

Les maux de l'enfance
En jouant, les enfants scolarisés se font facilement de petits « bobos ». Ils sont par ailleurs particulièrement exposés aux infections virales mineures tels que les rhumes ou l'angine.

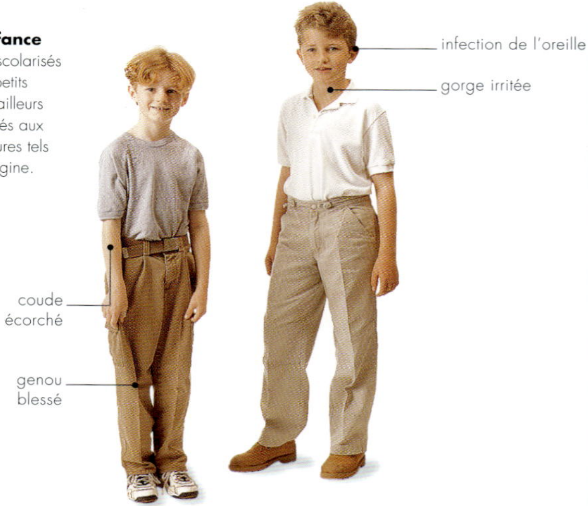

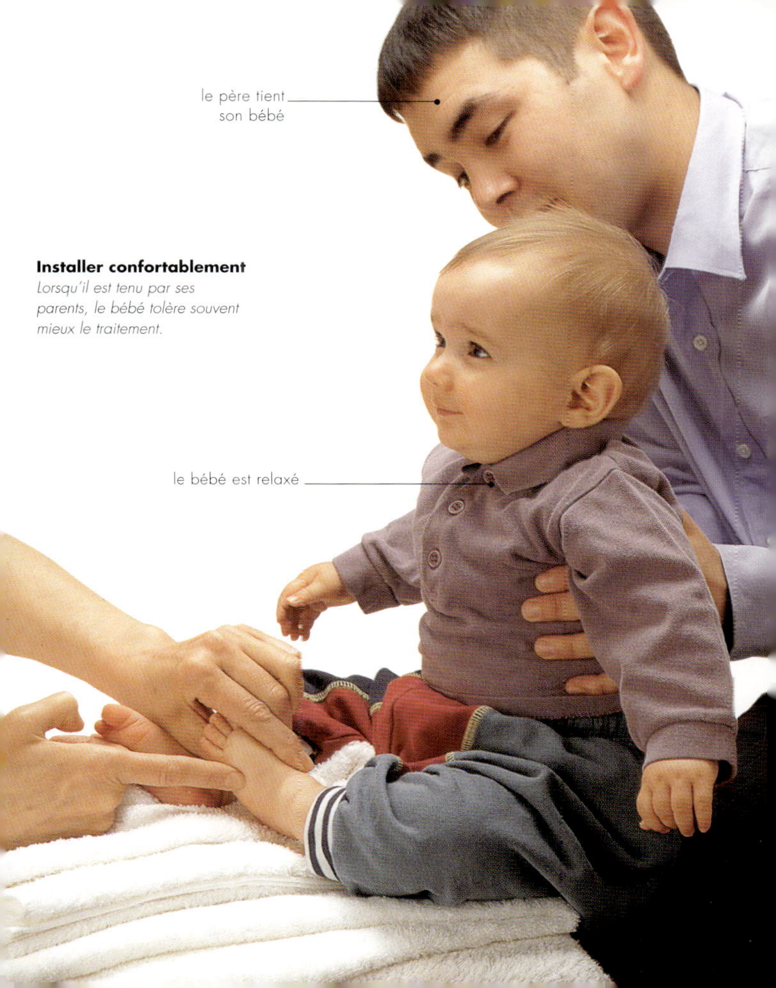

Installer confortablement
Lorsqu'il est tenu par ses parents, le bébé tolère souvent mieux le traitement.

Les problèmes du bébé

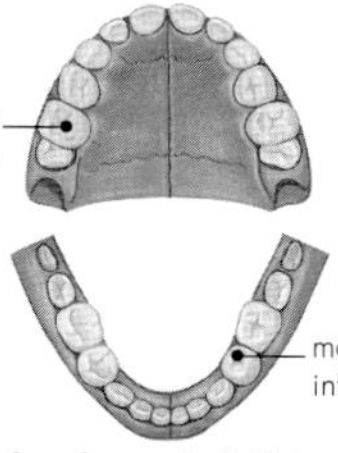

les dents du bébé
Les dents de lait apparaissent vers les six mois.

Il est toujours déstabilisant pour les parents de voir que leur bébé souffre et pleure et ce, même lorsque toutes les mesures possibles ont été prises pour le soulager.

La colique

L'un des troubles communs dans les trois premiers mois de la vie d'un bébé est la colique. Le bébé crie de douleur, remonte ses genoux vers la poitrine et son visage devient souvent rouge. Ces crises se reproduisent souvent à intervalles réguliers, la plupart du temps en début de soirée, et peuvent durer plusieurs heures. Personne ne peut dire au juste quelle est la cause de ces troubles, mais il semblerait que l'immaturité du système nerveux du nouveau-né joue ici un rôle. La majorité des bébés n'éprouvent plus ces crises trois mois environ après la naissance. La réflexologie peut soulager ces symptômes en se concentrant sur les zones réflexes de l'intestin.

La pousse des dents

Elle est à l'origine de nombreux symptômes dont la douleur, la perte d'appétit et les troubles du sommeil. La réflexologie peut calmer la nervosité du bébé et soulager ses peines.

L'eczéma

Cette affection gênante de la peau est commune chez le nourrisson, particulièrement sur les zones où la peau est sèche et craquelée. L'eczéma peut-être traité par le recours à des crèmes hydratantes et des substituts de savon. La réflexologie peut également soulager les symptômes.

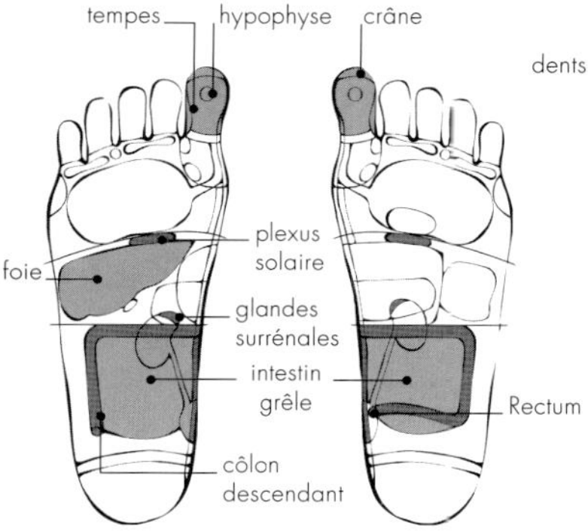

VOÛTE PLANTAIRE

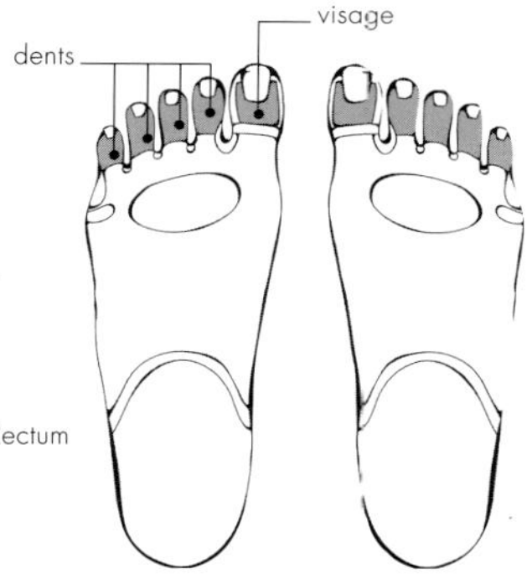

DOS DU PIED

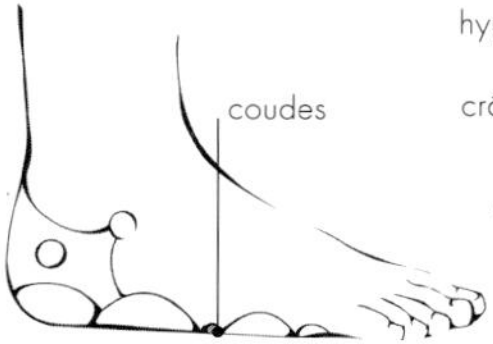

EXTÉRIEUR DROIT

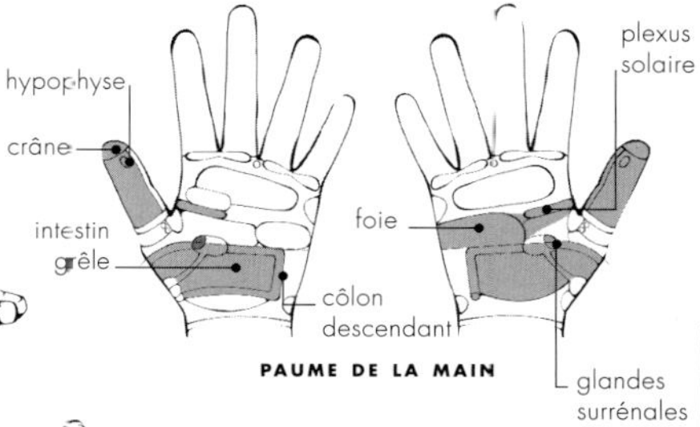

PAUME DE LA MAIN

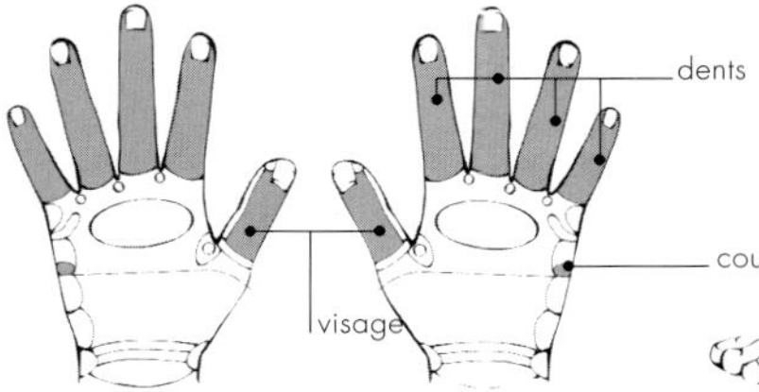

DOS DE LA MAIN

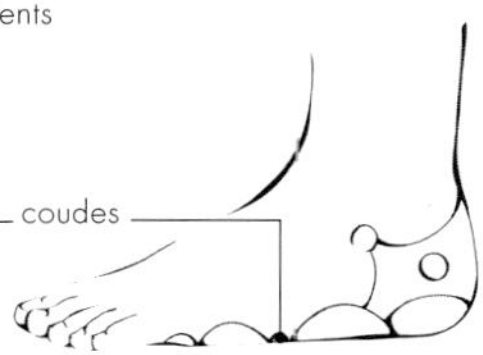

EXTÉRIEUR GAUCHE

LES MÉTHODES PROPRES AU BÉBÉ

Le traitement d'un bébé souffrant de coliques comprend la manipulation des zones réflexes du côlon (elles se trouvent, divisées en parties distinctes, sur la voûte plantaire). Le traitement pour la pousse des dents se concentre sur les zones des dents et de la gencive situées sur la face des orteils. Le traitement de L'eczéma englobe les parties affectées du corps et les glandes surrénales (pour réduire l'inflammation, les allergies et le stress).

Colique – côlon

Le côlon ascendant est représenté sur le pied droit en zones 4 et 5. Il s'étend de la ligne de taille jusqu'au coussin du talon. Le côlon transverse parcoure les deux pieds au niveau de la ligne de taille. Sur le pied gauche il opère un virage à angle droit auquel succède le côlon descendant qui s'étend, toujours sur le pied gauche, jusqu'au coussin de la cheville. A partir de là, la zone du côlon sigmoïde s'étend sur toutes les zones et rejoint la zone du rectum sur le bord interne du pied.

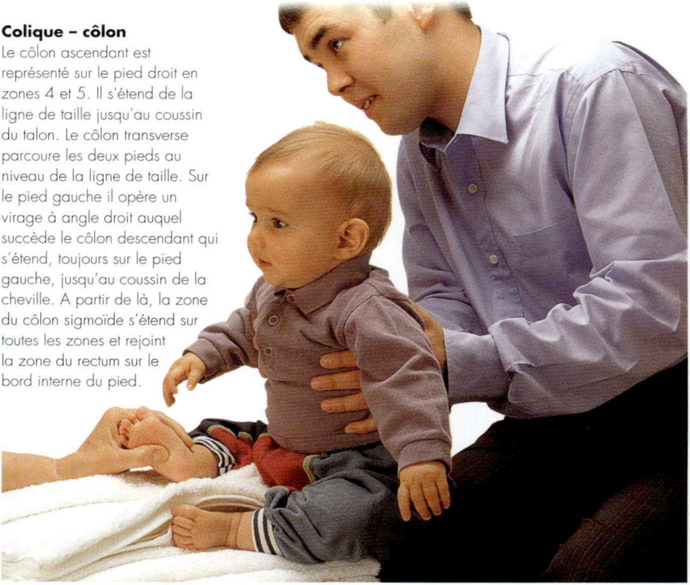

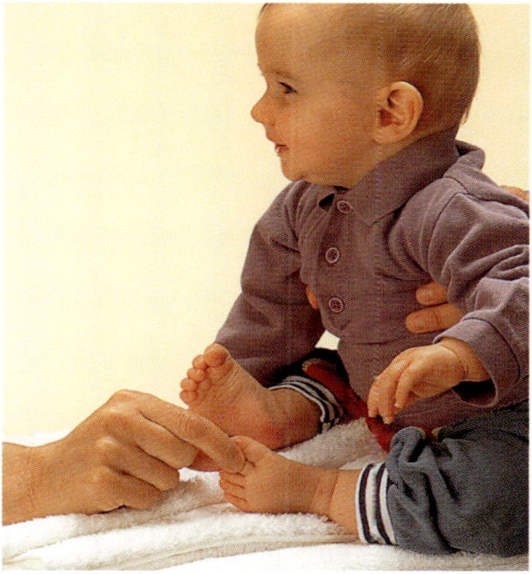

La pousse des dents

Les dents et la gencive sont représentées sur la face des orteils, juste sous les ongles. Les dents de devant sont en zones 1 et 2 et les molaires sont en zone 4 (chez l'adulte, les dents de sagesse se situent en zone 5).

L'eczéma – visage, coudes et genoux

Le traitement de L'eczéma se concentre sur les zones de la peau affectées de callosités et de démangeaisons. En majorité ces zones incluent le visage, les coudes et les genoux. Le visage est représenté sous les ongles des orteils. Les zones des coudes et des genoux se trouvent sur le bord externe du pied, avant la cheville.

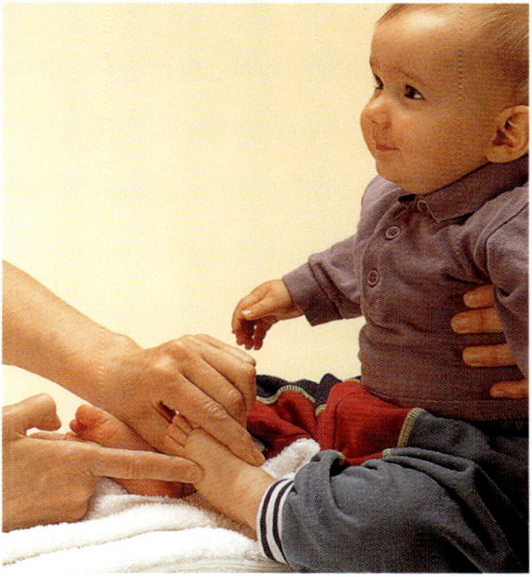

Les problèmes de l'enfant plus âgé

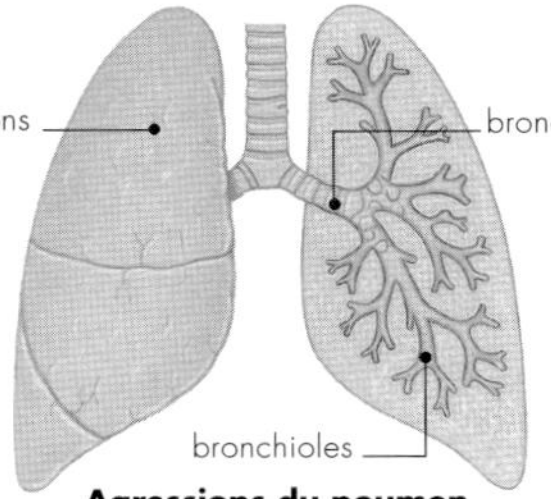

Agressions du poumon
Des nos jours, les allergies telles que l'asthme sont en progression.

Les troubles psychologiques et émotionnels se manifestent par des symptômes physiques dont les problèmes digestifs, les troubles du sommeil et une sensibilité accrue aux rhumes et autres infections. La réflexologie est particulièrement adaptée pour traiter les enfants plus âgés, spécialement quand le stress ou l'anxiété affectent leur santé.

L'asthme

Un enfant asthmatique doit être régulièrement suivi médicalement. La réflexologie, par l'intermédiaire des zones directes des poumons et des bronches, peut dégager les voies respiratoires. La manipulation du plexus solaire et du diaphragme favorise la relaxation, celle des glandes surrénales réduit le stress et affaiblit la réaction allergique, celle enfin de la colonne vertébrale cervicale et thoracique améliore les connexions nerveuses des poumons et des bronches.

Le stress et l'anxiété

Le traitement complet du corps, avec un accent porté sur le plexus solaire, soulage les enfants anxieux et stressés. Le traitement de l'hypophyse, qui régule l'activité hormonale, peut être utile au moment de la puberté.

Le mal des transports

Le traitement de la zone de l'oreille peut être bénéfique. C'est l'oreille interne, en effet, qui assure l'équilibre et permet au corps de prendre conscience de sa position et de ses mouvements vis-à-vis de l'environnement extérieur.

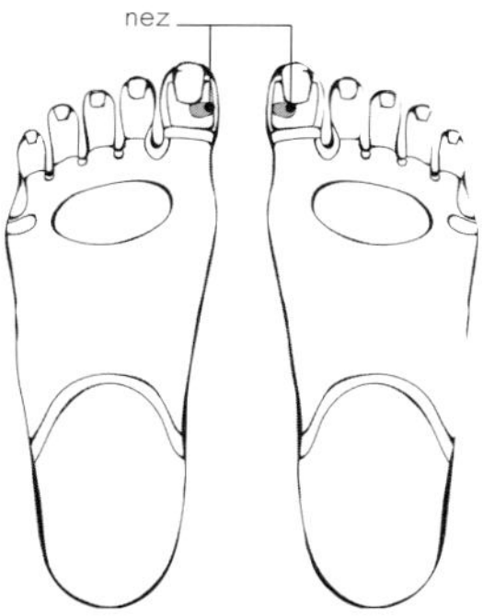

DOS DU PIED

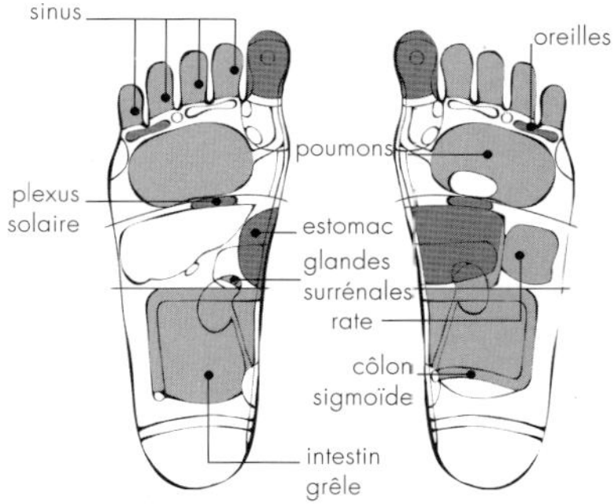

VOÛTE PLANTAIRE

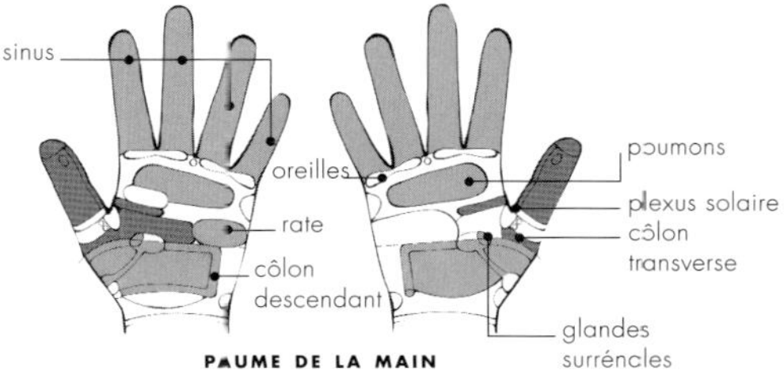

PAUME DE LA MAIN

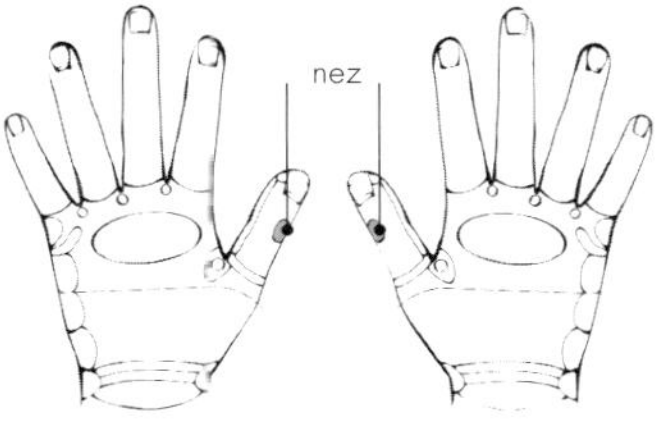

DOS DE LA MAIN

LES ENFANTS PLUS ÂGÉS

Voici quelques méthodes propres à ces derniers : les zones principales à traiter pour l'asthme sont celles des poumons et des bronches; pour l'asthme comme pour d'autres allergies, le traitement des glandes surrénales peut contribuer à réduire la réaction anormale du système immunitaire. Une séance de réflexologie, et particulièrement la manipulation du plexus solaire, peut soulager l'anxiété et favoriser la détente. Dans le cas de mal des transports, les zones réflexes de l'oreille seront manipulées.

L'asthme – les poumons

Les poumons sont représentés sur la voûte plantaire, en-dessous d'une bande allant du second au cinquième orteil. Sur la main, il se trouve sur la paume et sous les doigts.

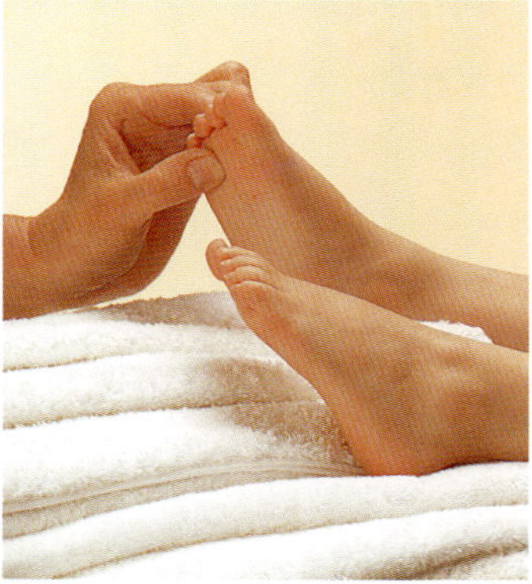

Mal des transports - les oreilles

Les oreilles sont représentées juste sous la jonction des quatrième et cinquième orteils. Sur la main, elles sont situées sous la jonction de l'annulaire et de l'auriculaire.

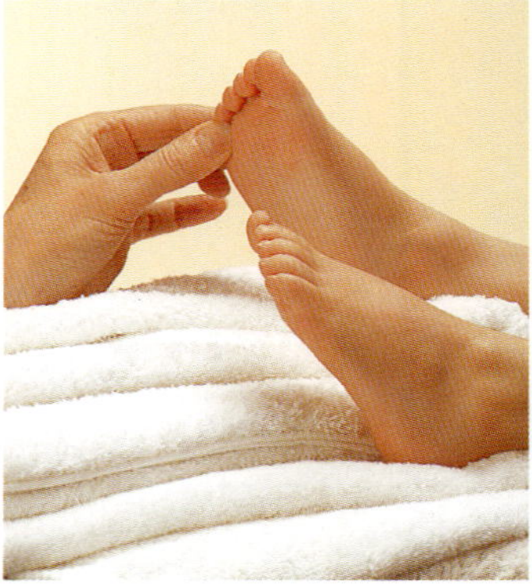

L'anxiété – le plexus solaire

Le plexus solaire se trouve en zones 2 et 3 de la voûte plantaire, juste sous la ligne du diaphragme. Il se trouve sur une position analogue sur la main.

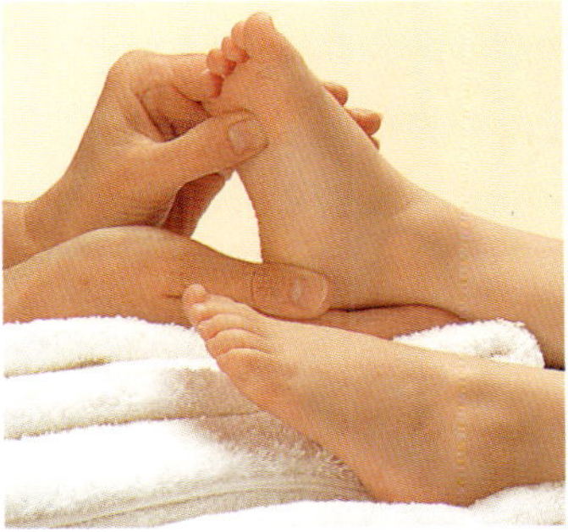

Les allergies - les glandes surrénales

Elles sont représentées par de petites zones au-dessus de la ligne de taille vers le bord interne des pieds et des mains.

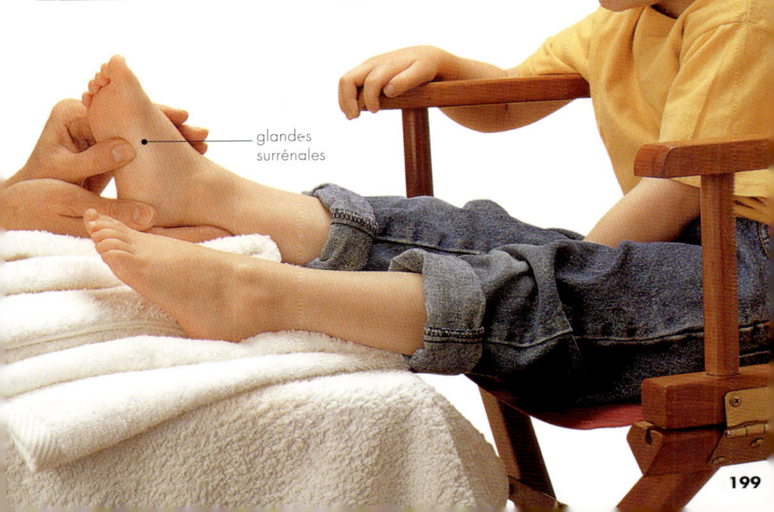

La femme enceinte

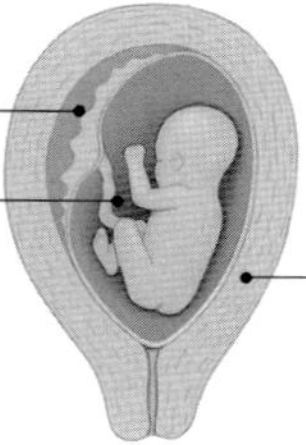

Une nouvelle vie
Le corps éprouve des changements énormes pendant la grossesse.

La réflexologie peut efficacement soulager les troubles liés à la grossesse. Il est néanmoins essentiel que le traitement soit dispensé par un réflexologue expérimenté. L'autotraitement n'est généralement pas conseillé.

Les contre-indications

Pour sa première grossesse ou en cas de fausses couches antérieures, on ne traite généralement pas une femme dans les trois premiers mois. Cette restriction ne s'applique pas forcément à une femme qui a suivi un traitement réflexologique avant la grossesse.

Les nausées matinales

Elles disparaissent généralement vers la fin du premier trimestre mais elles peuvent être très handicapantes. Si un réflexologue expérimenté juge qu'il est suffisamment sûr de traiter durant cette période, on pourra soulager les symptômes en manipulant la zone de l'estomac.

Les troubles émotionnels

Les avantages de la réflexologie s'étendent au-delà des troubles physiques. La fatigue et le stress que ressentent de nombreuses femmes peuvent conduire à des sautes d'humeur. Ces dernières sont en partie liées aux bouleversements hormonaux, mais elles peuvent également traduire des doutes et des inquiétudes sur la grossesse elle-même. La réflexologie peut aider les femmes à s'adapter à cette situation, d'une part grâce au traitement et, d'autre part, grâce à l'occasion qu'elle leur fournit de réfléchir à leur état mental et physique.

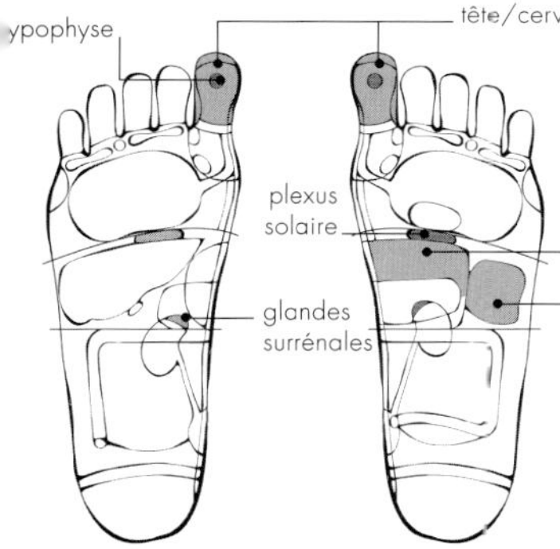

VOÛTE PLANTAIRE

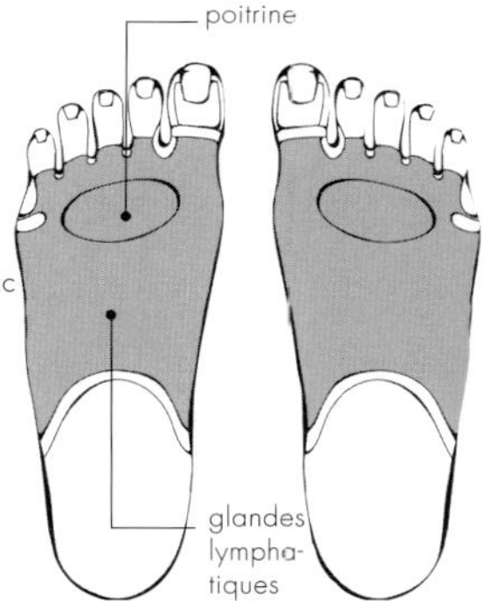

DOS DU PIED

EXTÉRIEUR GAUCHE

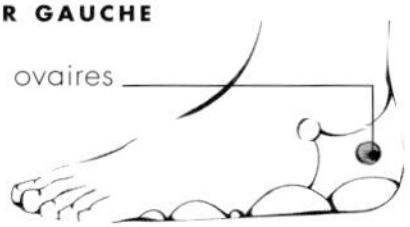

EXTÉRIEUR DROIT

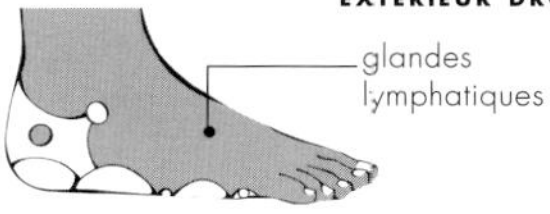

INTÉRIEUR DROIT

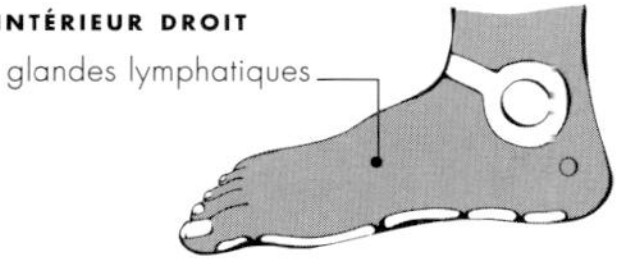

EXTÉRIEUR GAUCHE

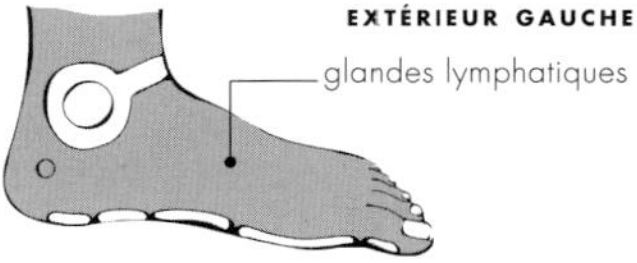

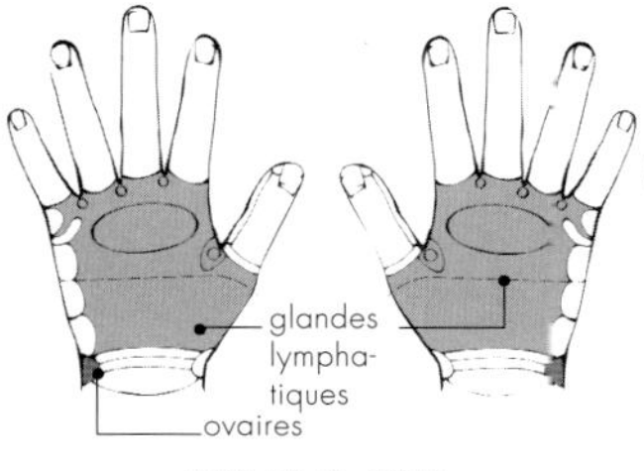

DOS DE LA MAIN

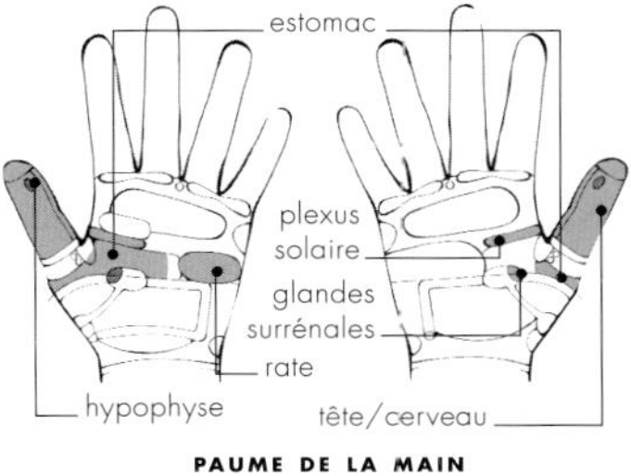

PAUME DE LA MAIN

LA GROSSESSE INITIALE

Les traitements ou médications ne sont généralement pas recommandés durant les trois premiers mois de la grossesse. Cette période représente en effet un stade capital dans le développement du fœtus où la plus grande prudence est requise. Néanmoins, si un praticien expérimenté juge que la situation est suffisamment sûre, la réflexologie peut soulager les problèmes de fatigue, les nausées et les troubles émotionnels. Si vous n'avez jamais pratiqué la réflexologie, consultez votre médecin avant de débuter un traitement.

La nausée – l'estomac

La nausée est traitée grâce à la zone de l'estomac. Cette zone se situe principalement des zones 1 à 3 sur la voûte plantaire, entre les lignes de taille et du diaphragme. Elle occupe une position similaire sur la paume de la main.

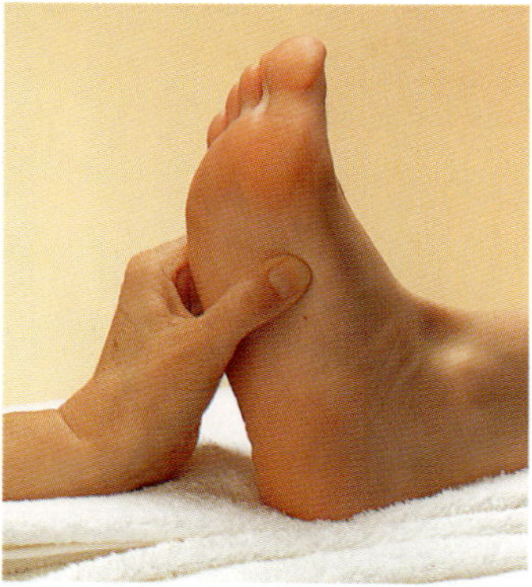

La fatigue – la rate

La fatigue trouve son origine dans l'augmentation des besoins du corps féminin. Le traitement se concentre sur la zone de la rate située à gauche sur la voûte plantaire et la paume, en zones 4 et 5 entre les lignes de taille et du diaphragme.

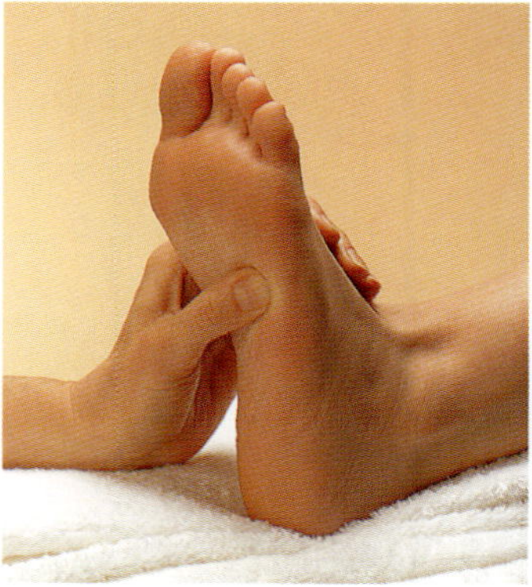

Le mental - la tête et le cerveau

La tête et le cerveau sont représentés sur le dessus, les côtés et le dessous du gros orteil et du pouce.

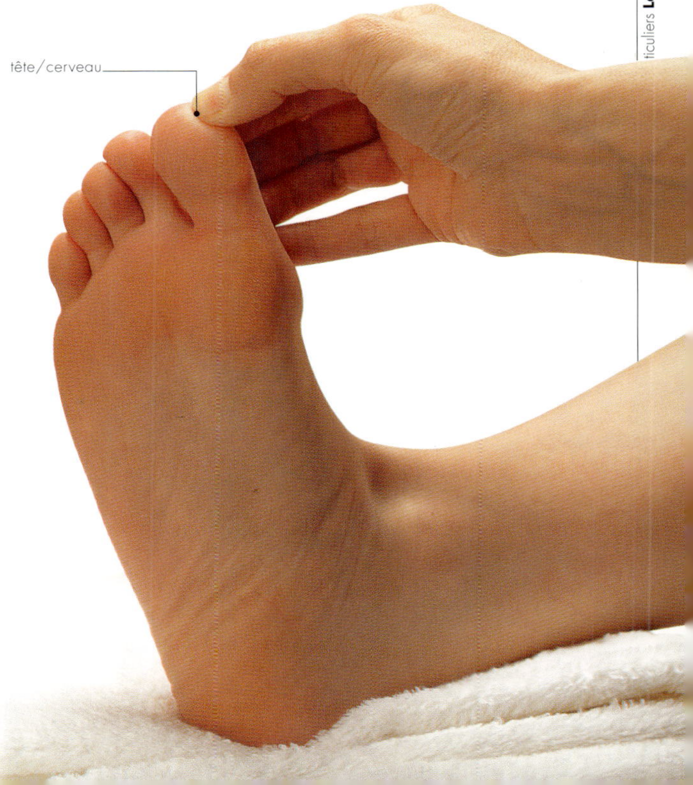

Les méthodes propres à la grossesse tardive

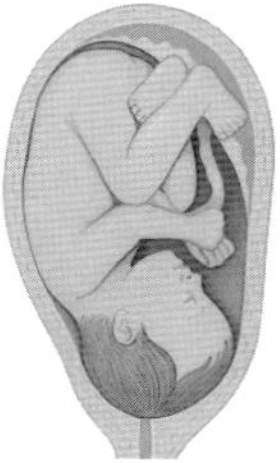

Les problèmes
L'augmentation du poids et de la taille du fœtus peut déclencher des troubles.

Les douleurs du bas du dos sont courantes et proviennent du fait que, inconsciemment, le femme se tient plus en arrière pour compenser le poids du bébé. Ce fait est encore accentué par les hormones de la grossesse qui concourent à relâcher les ligaments de l'articulation sacro-iliaque afin d'élargir le bassin et de favoriser le passage du bébé.

A cause des changements provoqués par l'extension de l'utérus et l'action des hormones, des varices peuvent se développer sur le bas des jambes et sur l'anus (hémorroïdes).

Le manque de sommeil se manifeste souvent vers la fin de la grossesse, lorsqu'il est devenu presque impossible de trouver une position adéquate pour dormir. Les soucis liés à la naissance imminente renforcent encore plus les troubles du sommeil.

Le traitement

La réflexologie traite non seulement les symptômes spécifiques mais encourage également la relaxation en rétablissant l'équilibre énergétique du corps.
En plus du traitement global, une attention particulière sera portée sur les zones affectées. Ces zones peuvent inclure le bas de la colonne vertébrale pour le mal de dos, les intestins pour la constipation, le rectum et l'anus pour les hémorroïdes, les reins pour la rétention d'eau et enfin, la tête et le cerveau pour les problèmes d'insomnie.

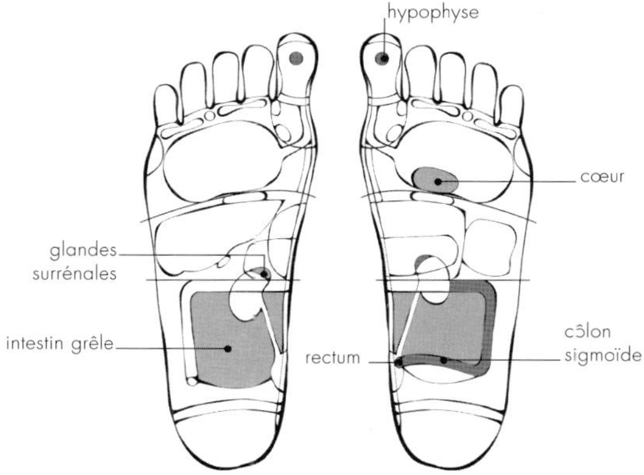

VOÛTE PLANTAIRE

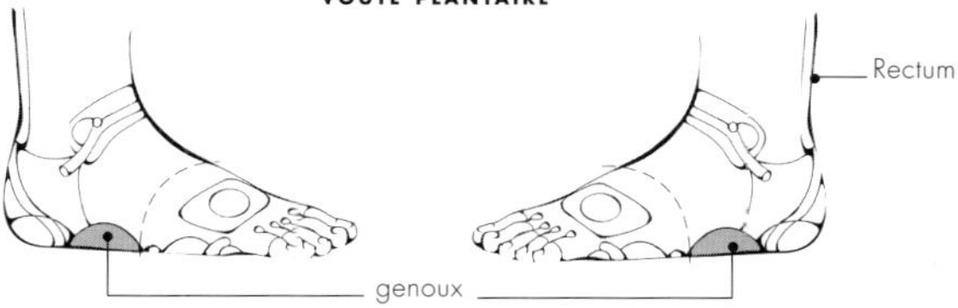

EXTÉRIEUR DROIT **EXTÉRIEUR GAUCHE**

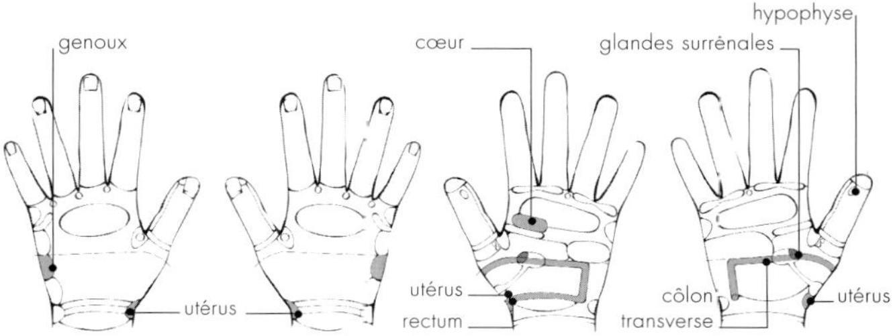

DOS DE LA MAIN **PAUME DE LA MAIN**

LA GROSSESSE TARDIVE

Le traitement des vertèbres lombaires et sacrales soulage le mal du bas du dos causé par une mauvaise posture et le relâchement des ligaments. Les varices peuvent également être traitées et leur développement être interrompu. L'effet rééquilibrant de la réflexologie peut soulager les troubles du sommeil. De plus, la praticien fera particulièrement attention à l'hypophyse qui contrôle et régule la production des hormones.

Le mal au dos – la colonne vertébrale
Les vertèbres lombaires et sacrales sont représentées sur le bord interne du pied. Elles débutent à la ligne de taille et se prolongent jusqu'au coccyx, juste avant la cheville. Sur la main, elles s'étendent de la base du pouce jusqu'au poignet.

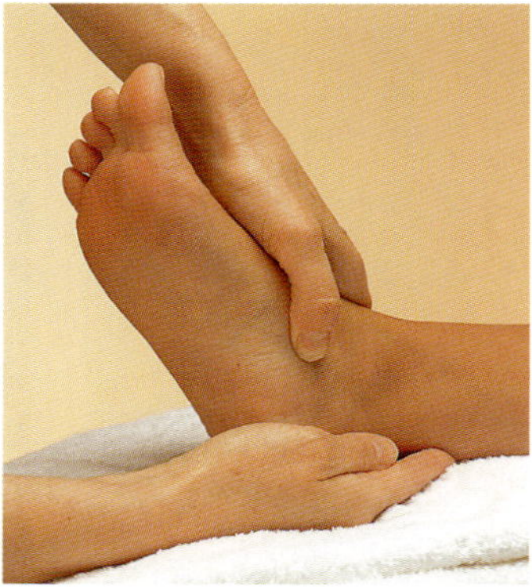

Les hémorroïdes – le rectum
Les zones du rectum et de l'anus se trouvent sur une bande étroite qui s'étend de l'arrière de la cheville à la voûte plantaire, juste devant le talon, en zone 1. Sur la main, elles sont juste sous le pouce, avant le poignet.

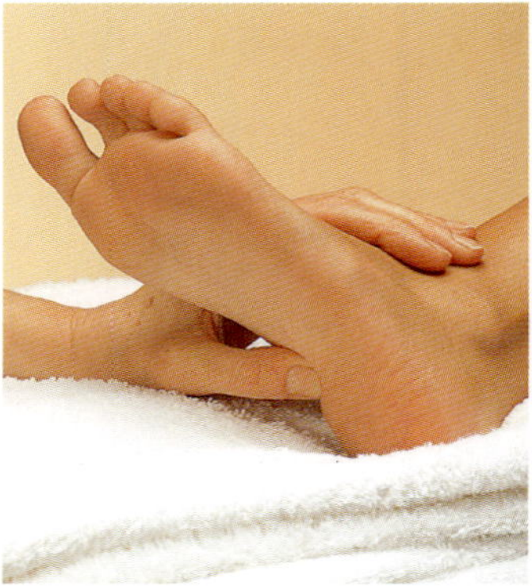

Les varices - les genoux

Les genoux sont représentés sur le bord externe du pied. Ils ont la forme d'une demi-lune, juste en face de la cheville. D'autres zones, comme celle du cœur, peuvent aussi être traitées.

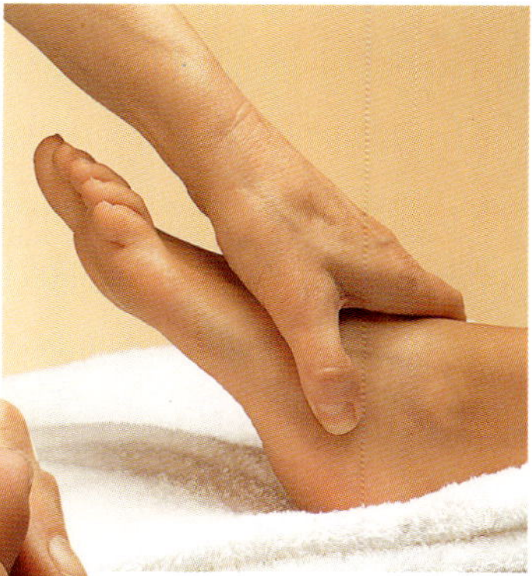

Le sommeil – l'hypophyse

Elle est représentée au centre de la pulpe antérieure du gros orteil et du pouce.

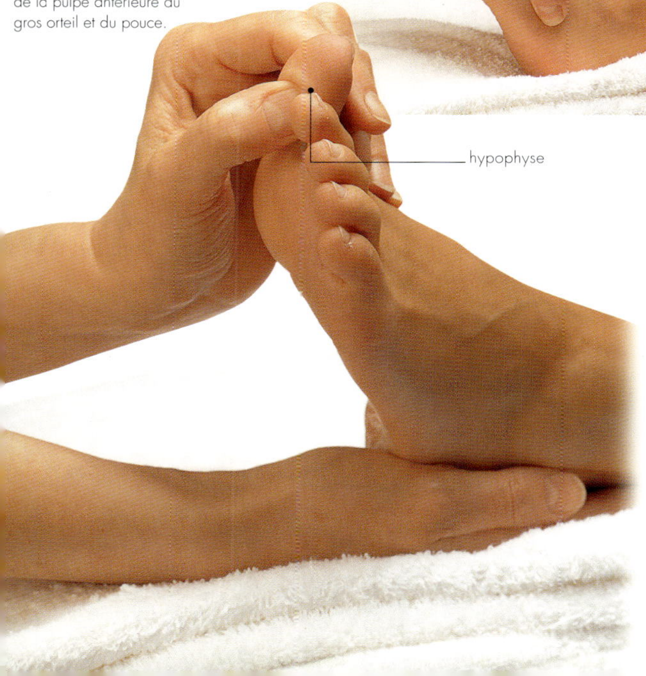

Les personnes âgées

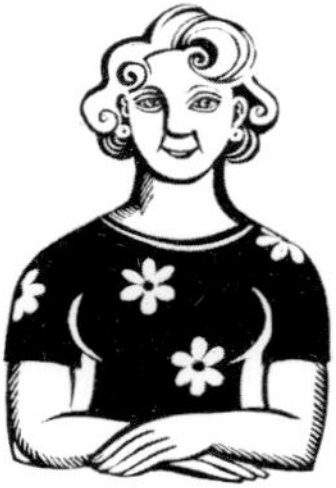

Une isolation pesante
Les personnes âgées peuvent apprécier les dons d'écoute du thérapeute.

Vieillir ne veut pas forcément dire perdre la santé et nombre de personnes âgées demeurent en bonne forme, même si leur tonus décline peu à peu. Néanmoins la détérioration des muscles et des tissus est inévitable et des symptômes tels que l'arthrite, les troubles cardio-vasculaires, les problèmes de vue ou d'ouïe peuvent finir par se manifester.

Il est à déplorer que la solitude et l'isolation sociale compliquent trop souvent les troubles liés à la vieillesse. De même, les personnes âgées se laissent facilement aller à de mauvaises habitudes alimentaires parce qu'il ne leur semble plus nécessaire de faire des efforts lorsqu'elles se retrouvent seules. Les troubles du sommeil, également, sont souvent liés à la baisse de l'activité générale.

Les contacts sociaux

Des consultations régulières avec un professionnel sympathique et concerné peuvent constituer, pour les personnes âgées, des contacts sociaux très importants. Certains réflexologues développent un véritable don pour l'écoute et une personne seule peut apprécier l'opportunité qui lui est offerte de décrire ses problèmes émotionnels. Par ailleurs, et si elles sont suffisamment détendues, les personnes jugent positivement le contact physique lié à la réflexologie. Si nécessaire, le réflexologue peut inciter les personnes âgées à rechercher de l'aide auprès d'autres spécialistes, que ce soit leur médecin traitant, un chiropode ou un ophtalmologue.

Le traitement

De nombreux facteurs peuvent être à l'origine de blocages énergétiques et de déséquilibres et la réflexologie est susceptible de procurer un sentiment général de bien-être en rétablissant un bon équilibre. Lorsque certaines zones réflexes sont particulièrement sensibles, cela indique au réflexologue que les parties correspondantes du corps ne fonctionnent pas comme elles le devraient. Un traitement complet peut améliorer le fonctionnement global du système en augmentant les niveaux d'énergie et en fortifiant la résistance à la maladie.

L'arthrite

Pour de plus amples informations sur le traitement de l'arthrite, veuillez consulter les pages 172–175.

CONSEILS PRATIQUES

Avant d'entamer le traitement d'une personne âgée, le réflexologue doit s'assurer que toutes les conditions nécessaires au confort et à la détente sont réunies. Il peut également donner des conseils pour les soins de la peau qui, avec l'âge, peut être sèche et délicate. Le recours à un chiropode peut se révéler nécessaire pour les problèmes de cornes ou l'entretien des ongles.

L'arthrite - les hanches

Un certain degré d'arthrite, spécialement dans les hanches et les genoux, est quasiment universel et requiert un traitement spécial (voir p. 173). La zone de la hanche est située sur le bord externe du pied, face au talon.

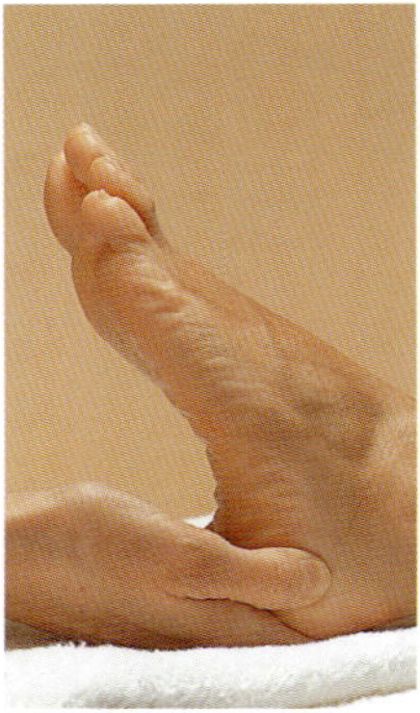

L'arthrite - les mains

Si les articulations de la main sont gonflées ou douloureuses, on peut manipuler à la place les zones associées du dos du pied.

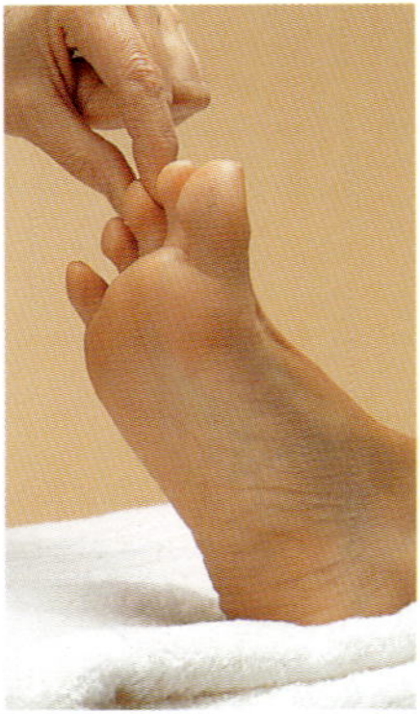

Les troubles psychologiques - tête et cerveau

Les troubles émotionnels peuvent être soulagés en traitant les zones de la tête sur le gros orteil, au-dessus de l'ongle et en direction du bord interne.

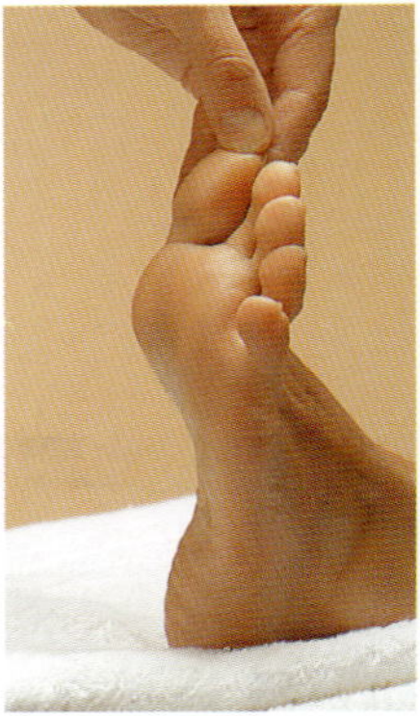

L'incontinence - la vessie

Les troubles de l'incontinence doivent être traités avec la plus grande délicatesse. La manipulation de la vessie est néanmoins susceptible de soulager les symptômes.

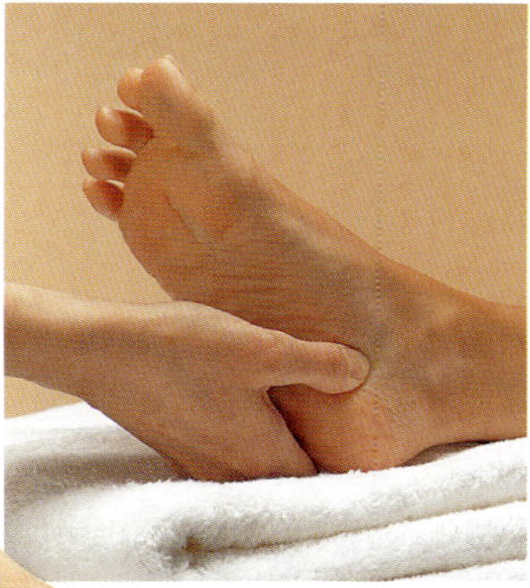

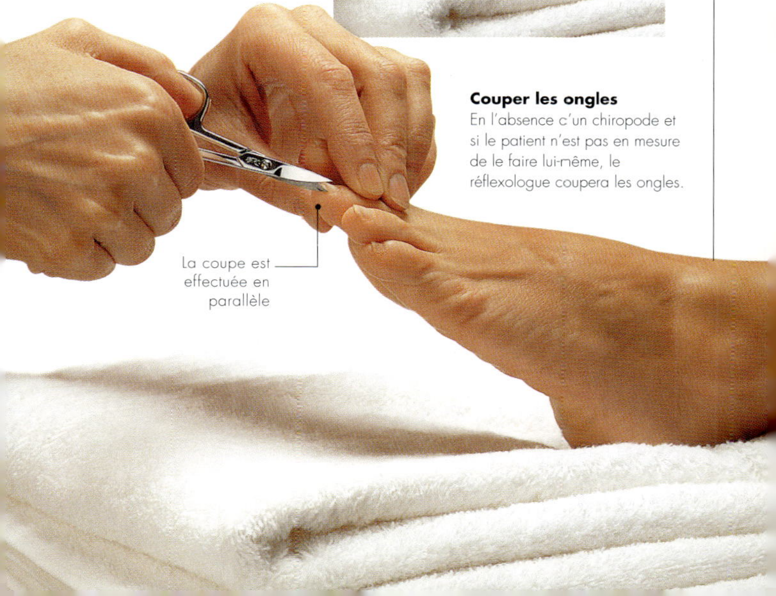

Couper les ongles

En l'absence d'un chiropode et si le patient n'est pas en mesure de le faire lui-même, le réflexologue coupera les ongles.

Les méthodes propres aux personnes âgées

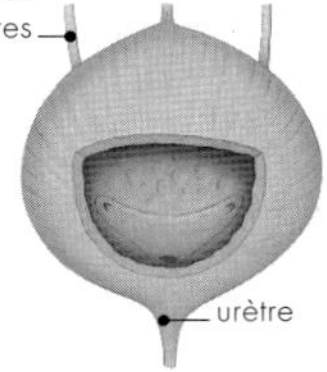

La prostate
Dans cette glande se mélangent un fluide laiteux et le fluide séminal.

La prostate est une petite glande située entre la vessie et la base du pénis. Elle cause souvent des problèmes aux hommes âgés, généralement après soixante ans. La prostate enfle et compresse l'urètre, voire la vessie et cause ainsi des troubles urinaires. Dans certains cas, l'évolution de la prostate est cancéreuse. En plus du traitement global du corps qui vise à restaurer l'harmonie et l'équilibre énergétique et à améliorer le bien-être du patient, le réflexologue portera une attention toute particulière à la zone réflexe de la prostate.

Les effets secondaires d'une attaque cérébrale

L'attaque cérébrale survient lorsque l'approvisionnement en sang du cerveau est interrompu (occlusion ou sténose artérielle). Les conséquences dépendent de la sévérité des dommages et de leur localisation. Elles peuvent inclure paralysies, troubles de la vision et de la communication, et difficultés psychologiques. Les zones à traiter sont celles du gros orteil et du pouce où sont représentés la tête et le cerveau.

La vue et l'ouïe

Les zones réflexes des yeux et des oreilles sont ici en jeu. Bien qu'il n'y ait pas de cure à la dégradation de l'ouïe liée à l'âge, la réflexologie est en mesure de ralentir le rythme de cette perte auditive naturelle. En favorisant le flux énergétique, la réflexologie peut également maintenir l'acuité de la vue et empêcher sa dégradation.

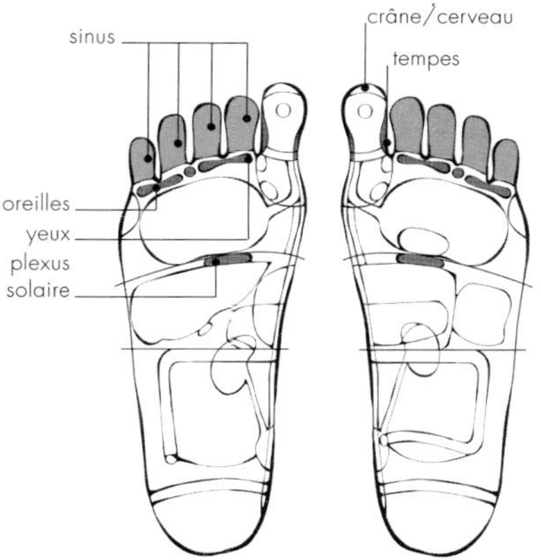

VOÛTE PLANTAIRE

INTÉRIEUR DROIT **INTÉRIEUR GAUCHE**

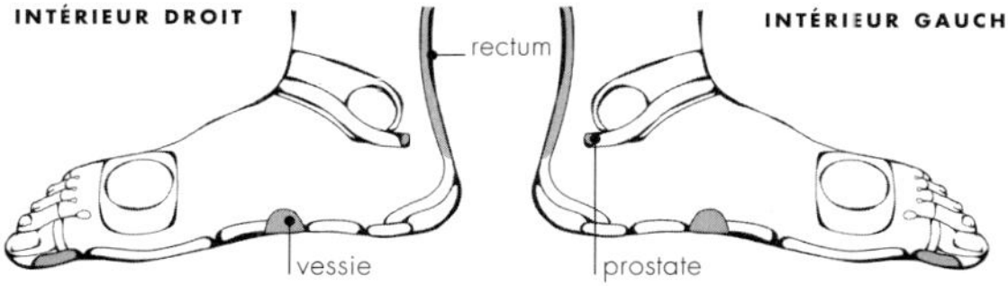

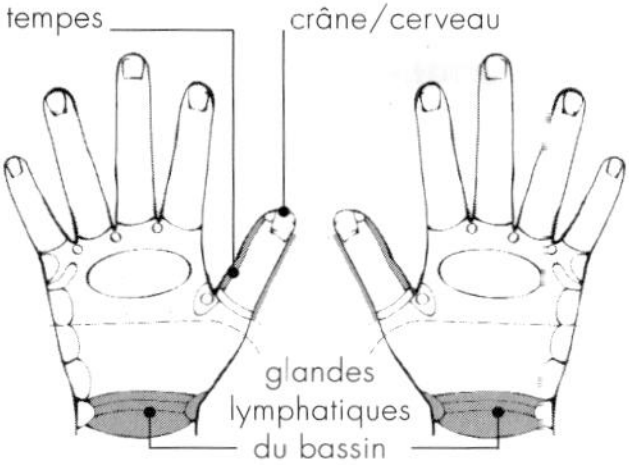

DOS DE LA MAIN

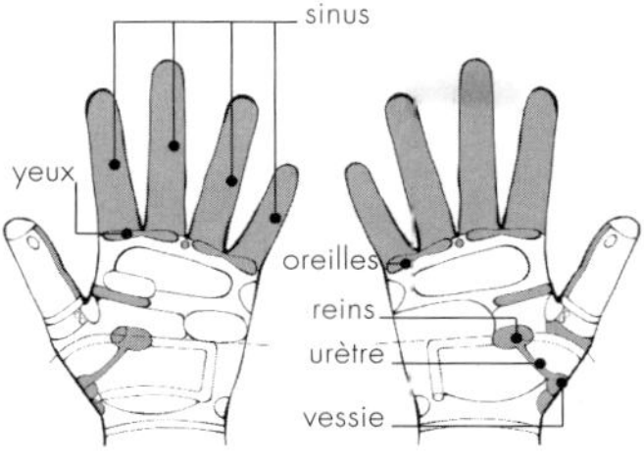

PAUME DE LA MAIN

LE TRAITEMENT

La réflexologie est susceptible de ralentir la détérioration de la vue et de l'ouïe et de traiter des problèmes comme la cataracte. Les zones réflexes appropriées seront traitées pour minimiser les troubles liés à la prostate. En cas d'attaque cérébrale, la réflexologie tentera de restaurer au mieux l'équilibre énergique de patient afin que ce dernier puisse faire le meilleur usage possible des fonctions épargnées par les lésions cérébrales.

Les oreilles

Elles sont représentées juste sous la jonction du quatrième et du cinquième orteil (ou de l'annulaire et de l'auriculaire).

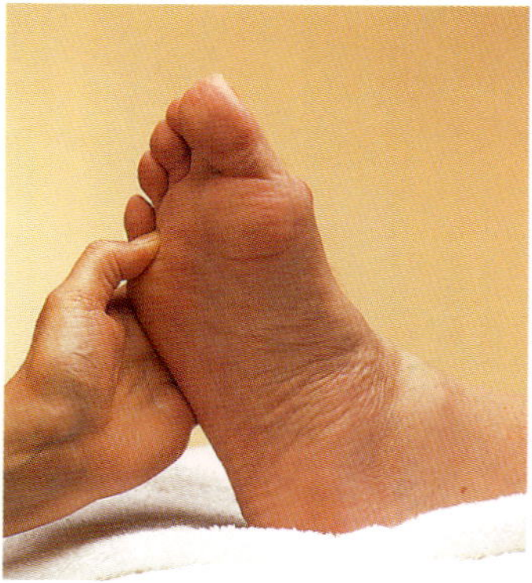

Les yeux

Ils sont représentés sur la voûte plantaire, sous la jonction du second et du troisième orteil. Le traitement peut aider à conserver la meilleure vue possible.

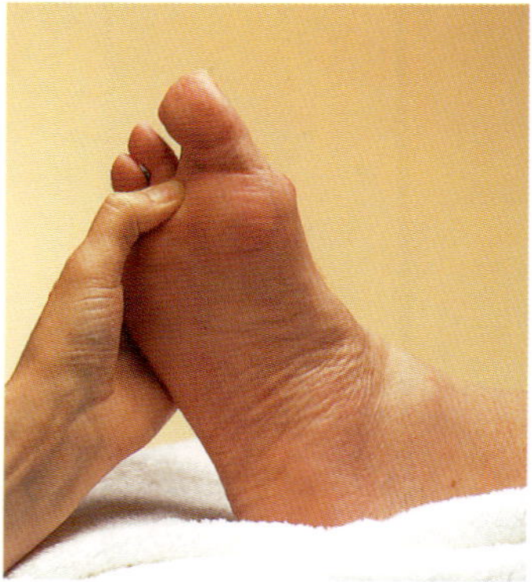

La prostate
Elle est représentée sur le bord interne du pied, à mi-chemin de l'os de la cheville et du talon.

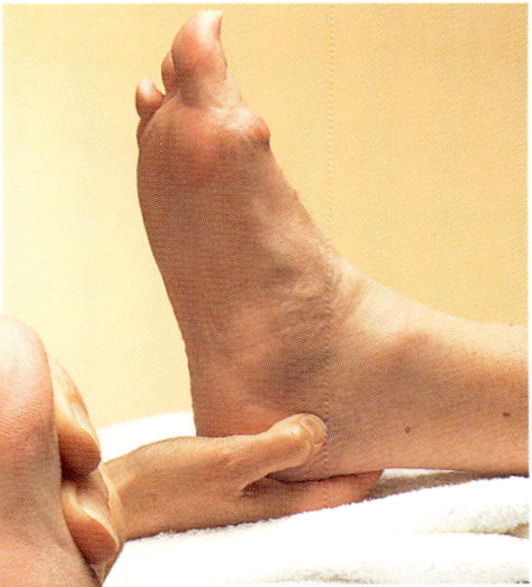

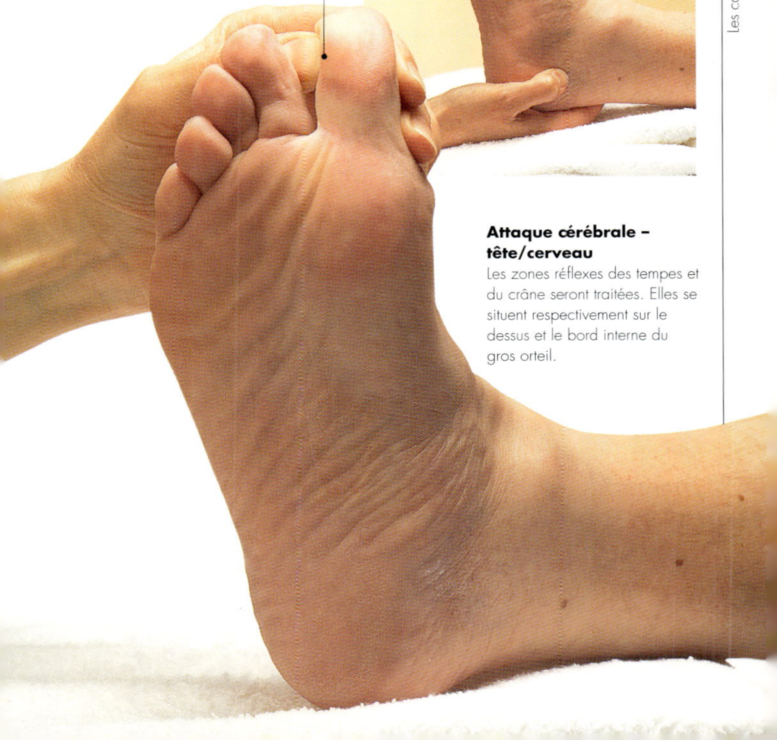

Attaque cérébrale – tête/cerveau
Les zones réflexes des tempes et du crâne seront traitées. Elles se situent respectivement sur le dessus et le bord interne du gros orteil.

AUTRES TITRES DE LA SÉRIE:

€ 4.99 SEULEMENT

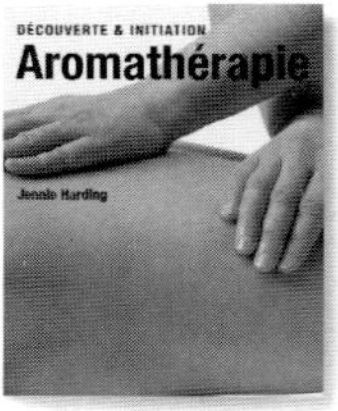

Aromathérapie
Jennie Harding
ISBN 3-8228-2484-4

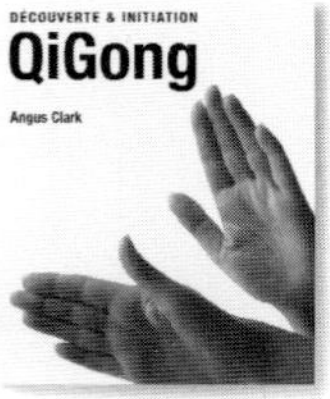

QiGong
Angus Clark
ISBN 3-8228-2496-8

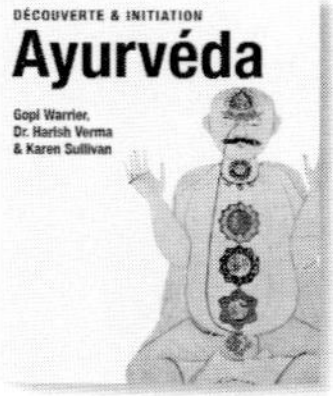

Ayurvéda
Gopi Warrier, Dr. Harish Verma & Karen Sullivan
ISBN 3-8228-2490-9

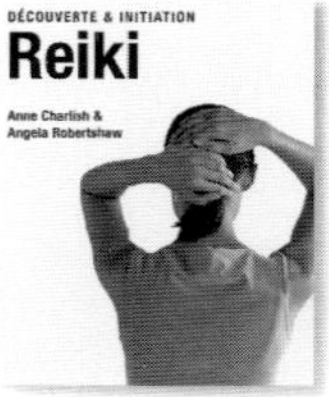

Reiki
Anne Charlish & Angela Robertshaw
ISBN 3-8228-2499-2

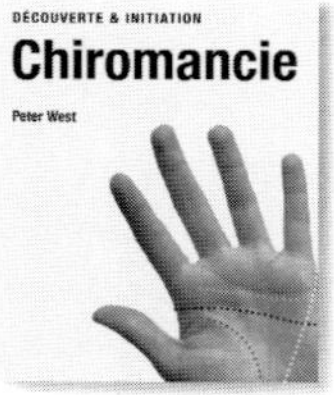

Chiromancie
Peter West
ISBN 3-8228-2502-6

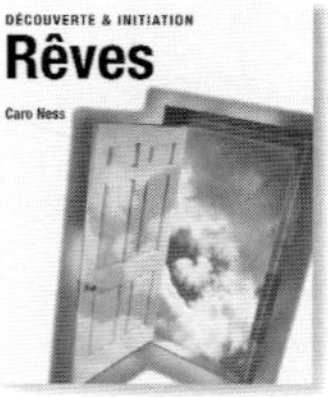

Rêves
Caro Ness
ISBN 3-8228-2478-X

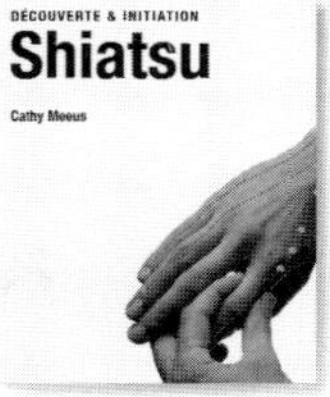

Shiatsu
Cathy Meeus
ISBN 3-8228-2493-3

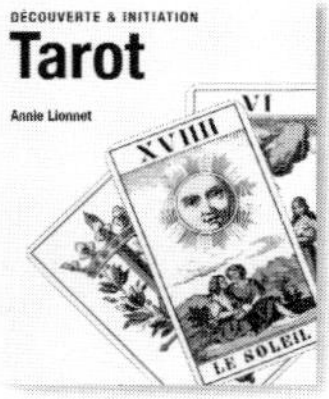

Tarot
Annie Lionnet
ISBN 3-8228-2481-X

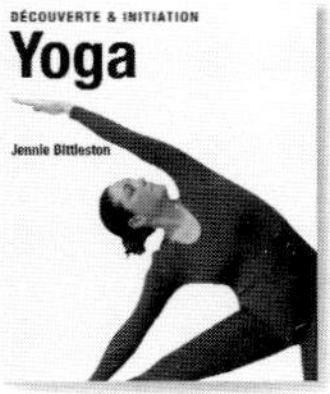

Yoga
Jennie Bittleston
ISBN 3-8228-2505-0

GLOSSAIRE

Acupuncture Forme ancienne de thérapie chinoise consistant à placer des aiguilles le long des méridiens énergétiques du corps; certains réflexologues croient à la similitude de l'acupuncture et de la réflexologie, bien que les deux disciplines empruntent des voies différentes.

Autotraitement Il est possible, même si cela n'est pas facile, de manipuler soi-même certaines zones réflexes du pied et de la main; l'autotraitement convient pour de petits problèmes comme les maux de tête mais ne peut avoir les mêmes bénéfices qu'une véritable séance chez le réflexologue.

Blocage énergétique Un blocage du flot énergétique qui affecte l'organe situé dans la même zone longitudinale et qui doit être levé en manipulant les zones réflexes correspondantes.

Ceinture des épaules Une ligne visualisée au niveau de la jonction des tarses et des métatarses.

Crise de traitement est un terme souvent utilisé pour décrire les effets secondaires consécutifs au traitement; si ces effets secondaires peuvent être le signe que le corps réagit au traitement, ils peuvent également être l'indice d'un surtraitement et il faut donc les rapporter à son réflexologue.

Cristaux Petites zones granuleuses sous la peau du pied ou de la main pouvant être sensibles; le réflexologue attentif les remarque et les interprète comme étant le signe d'un dysfonctionnement de l'organe relié à la zone manipulée.

Déséquilibre énergétique Quand une partie du corps ne fonctionne pas normalement, l'énergie ne peut pas couler comme elle le devrait et la personne concernée ressent les effets de ce déséquilibre; il se manifeste par des symptômes physiques, psychologiques ou par un malaise général.

Energie Le flot énergétique qui s'écoule dans le corps le long des zones longitudinales, ce flux est débloqué et rééquilibré par le massage des zones réflexes.

Guérison Les thérapies complémentaires considèrent que le corps a la faculté de se soigner par lui-même et que le but du traitement est de stimuler cette faculté. L'approche consiste plus à éliminer les causes profondes du mal qu'à soulager les symptômes.

Holistique L'approche holistique est la base de toutes les thérapies complémentaires et consiste à considérer la personne dans son intégralité plutôt que ses seuls symptômes; le praticien s'intéresse donc à tous les aspects de la vie du patient, de ses problèmes de santé à ses troubles émotionnels en passant par son style de vie. Le traitement est un tout qui ne peut être isolé.

Hypophyse Glande située à la base du cerveau et qui joue un rôle majeur dans le contrôle et la régulation des hormones.

Ligne du bassin Une ligne visualisée par les réflexologues et passant entre les tarses du talon et les os de la cheville.

Ligne de taille Une ligne qui divise horizontalement le pied au niveau de la jonction des métatarses et des tarses, juste avant les os de la cheville.

Méridiens Les 14 voies énergétiques connectant le corps et l'extérieur; ils sont utilisés en acupuncture.

Niveau du diaphragme Une zone située entre la ligne « notionnelle » qui croise le pied juste sous la plante et la ligne de taille; elle n'est pas liée à la structure osseuse du pied ou de la main et aide la praticien à repérer la position des zones réflexes avec une plus grande précision.

Pétrissage Utilisation des deux mains pour presser le haut et le bas du pied (ou de la main) dans un mouvement rotatoire favorisant la détente.

Photo de Kirlian Une méthode développée en URSS et qui utilise les hautes tensions électriques pour visualiser les niveaux d'énergie du pied et de la main sur une photographie.

Respiration du plexus solaire Elle fait partie de la conclusion du traitement, favorise la détente et procure un sentiment de calme au patient.

Surtraitement Quand un patient souffre d'une affection particulière, le réflexologue passera plus de temps à manipuler la zone réflexe concernée. Dans ce cas, il est nécessaire de trouver la juste milieu entre un traitement suffisant et une manipulation exagérée qui peut produire des effets secondaires indésirables.

Thérapies complémentaires
Traitements naturels qui évitent le recours aux médicaments ou à la chirurgie; elles complètent plutôt qu'elles ne remplacent les approches traditionnelles; elles suivent une approche holistique plutôt que de se concentrer sur les seuls symptômes.

Thérapie de zones
Développée par le médecin américain W. Fitzgerald qui est considéré comme le pionnier de la réflexologie moderne; son livre, publié en 1917, décrit l'écoulement de l'énergie sur dix zones longitudinales et montre comment l'application de pressions peut débloquer l'énergie et rétablir un équilibre bénéfique au patient.

Torsion Prise du pied (ou de la main) avec les deux mains s'appuyant les bords externes et internes et imprimant un mouvement délicat qui permet de légèrement déplacer les os.

Traitement intégral du corps Se réfère à une séance standard de réflexologie où même les problèmes isolés sont envisagés dans un tout.

Zones associées Elles offrent au praticien la possibilité de traiter une zone même si elle est blessée; par exemple, en cas de blessure du coude, la zone du genou peut être massée.

Zones longitudinales
Les dix voies (cinq de chaque côté du corps) qui s'étendent des doigts de pieds au crâne; c'est le long de ces voies que coule l'énergie vitale et que les points spécifiques sont repérés et traités par la manipulation des pieds et des mains.

Zones réflexes Elles sont exposées sur la cartographie du pied et de la main pages 30–37; leur position sur le pied ou la main reflète leur position sur le corps.

Zones transversales
Elles aident à localiser les zones réflexes spécifiques et sont définies par une série de lignes qui traversent le pied à l'horizontal et à différents points.

INDEX

REMERCIEMENTS

L'éditeur tient à remercier Deborah Fielding pour avoir lu et commenté le texte.

CRÉDITS PHOTOGRAPHIQUES

Tous les efforts ont été faits pour retrouver les auteurs des photos. Si, toutefois, certains n'étaient pas mentionnés, nous serions heureux de les ajouter dans les éditions ultérieures.

Images Colour Library 63; **Science Photo Library**/ G Hadjo 14b; **Tony Stone Images**/ David Joel 14t / James Strachan 49.

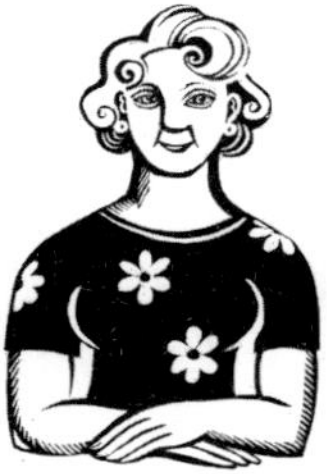